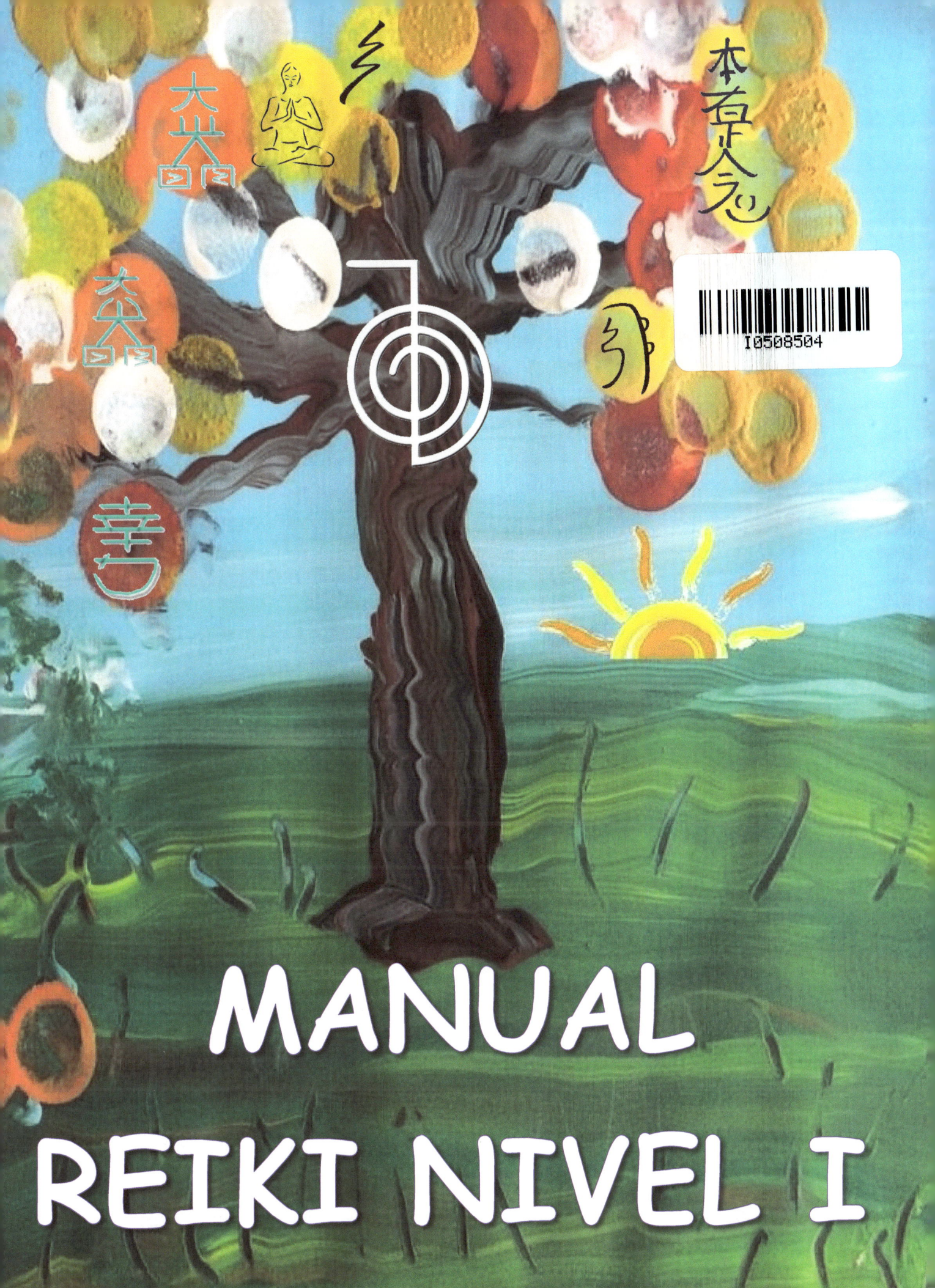

No hay límites ni impedimentos gracias a
Eladio Cintrón Sánchez a sus 80 años quien
es paciente de Alzheimer y Parkinson
por regalarnos esta hermosa portada.

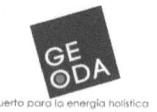 geodapr@gmail.com

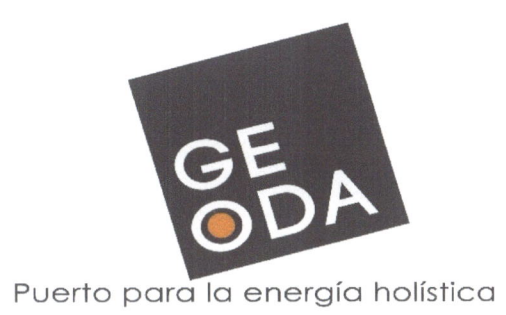

Puerto para la energía holística

Geoda, una piedra que se considera una maravilla natural y que a simple vista parece no tener nada en especial, pero en su interior se encuentran una gran cantidad de minerales cristalizados que han pasado por un largo proceso de formación. Una geoda tiene propiedades curativas y son grandes transmisores de energía. Absorben energías densas y las transforma en energías positivas que nos ayudan a equilibrar y armonizar nuestro SER.

Geoda, una piedra que cuando se rompe emergen desde su interior cristales de luz. Podríamos decir que el Ser Humano es esta piedra, muchas veces no nos damos cuenta de que la verdadera belleza está dentro de nosotros.

Somos el puente que, a través de las Terapias Holísticas, ayudamos a romper esa capa y que cada persona pueda llegar a la verdadera esencia y luz que lleva dentro. Te ayudamos a que logres resaltar tu interior y logres ver y aceptar quién realmente eres. Geoda, te ayuda a sanar, fortalecer y liberar todo lo denso que has cargado, para que emerja la brillantez y cristales de luz que llevas dentro.

Geoda, Puerto para la Energía Holística

Integrado por:

Miriam González

Tomás Troche

Nicole Torres

Magaly Cintrón

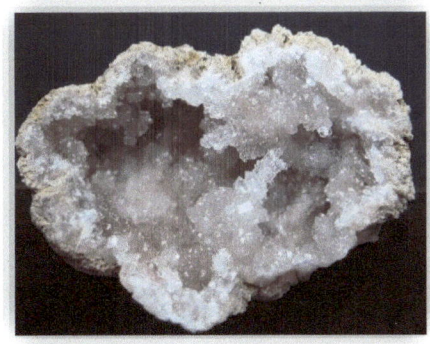

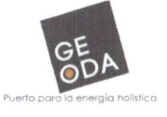

geodapr@gmail.com

Curso impartido por:

Magaly Cintrón

Escritora, posee un bachillerato en Educación y una Certificación Máster Reiki

Para matricularte en este curso de Reiki Nivel I, puedes escribirnos a la dirección de correo electrónico que te presentamos y solicitar la información del mismo. De esta manera estarás cursando tu Nivel I paso a paso con tu Sensei de Reiki, quien te guiará durante este proceso de transformación. Para validar este curso, recibirás un certificado personalizado.

Nota: Obtener este manual sin comunicarte con nosotros, no certifica ni valida que has cursado Reiki Nivel I

Email:
geodapr@gmail.com

Sitio Web:
http://semillasdeenergia.wix.com/conucodeenergia

Búscanos en Facebook y YouTube como Geoda, Puerto para la Energía Holística

Manual revisado 2018. Este manual no puede ser modificado o alterado

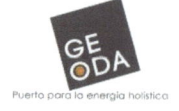

"Con Luz Propia y Humildad, sin necesidad de admiración ni reconocimiento, solo la vida extendida al servicio"

geodapr@gmail.com

AGRADECEMOS...
A nuestro Padre Celestial por regalarnos nuestro SER y Energía Vital

AGRADECEMOS...
A nuestros padres por darnos la experiencia de vida

AGRADECEMOS...
A nuestros guías esprituales, todos los seres de luz y los ángeles de la guarda que irradian su luz en este sendero

AGRADECEMOS...
A todos nuestros maestros que han guiado nuestros pasos día a día

AGRADECEMOS...
A todos los que lleguen y se conviertan en nuestros maestros dándonos nuevas enseñánzas de luz divina

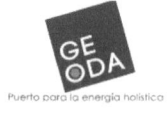
geodapr@gmail.com

CONTENIDO

PREFACIO — 9

- VISUALIZACIÓN DE LA PALABRA REIKI — 10
- QUÉ ES REIKI — 11
- A MIS QUERIDOS ESTUDIANTES — 13
- LA HISTORIA DEL REIKI Y SUS VERTIENTES — 16
- LOS PRINCIPIOS DEL REIKI — 20
- REALMENTE ESTÁS PREPARADO PARA EL REIKI — 24
- APRENDE A NO MIRARTE EN ESTE ESPEJO — 26
- LA VERDAD DE TODO ESTÁ EN LA MEDITACIÓN — 28

MODULO I — 31

- PLAN DE TRABAJO PARA ESTE NIVEL I — 34
- MANEJANDO LA ENERGÍA A PARTIR DEL NIVEL I — 35
- ENERGÍA Y CHACRAS — 36
- SÍMBOLOS EN REIKI — 46
- SÍMBOLO DE NIVEL I — 47
- AUTOTRATAMIENTO — 49
- LA GLÁNDULA DEL TIMO — 51
- POSICIONES DE MANOS EN EL AUTOTRATAMIENTO — 52
- CÓMO DEBE SER UNA SESIÓN DE AUTOTRATAMIENTO — 62
- CÓMO TRAZAR EL SÍMBOLO CHO KU REI — 65
- COMPROBACIÓN DE CONOCIMIENTOS NIVEL I — 67
- INICIACIÓN DE REIKI NIVEL I — 71
- INSTRUCCIONES PARA LA MEDITACIÓN DE REIKI NIVEL I — 72
- RECORD DE PRÁCTICA NIVEL I — 73

ANEJOS NIVEL I — 76

- ANEJO 1 — 77
- ANEJO 2 — 83
- ANEJO 3 — 91
- UN RAYITO DE SOL PARA TI — 92
- CONTESTACIONES DE COMPROBACIÓN DE CONOCIMIENTOS — 94
- VIDEOS Y MEDITACIONES SUGERIDAS — 97
- LINAJE — 99

geodapr@gmail.com

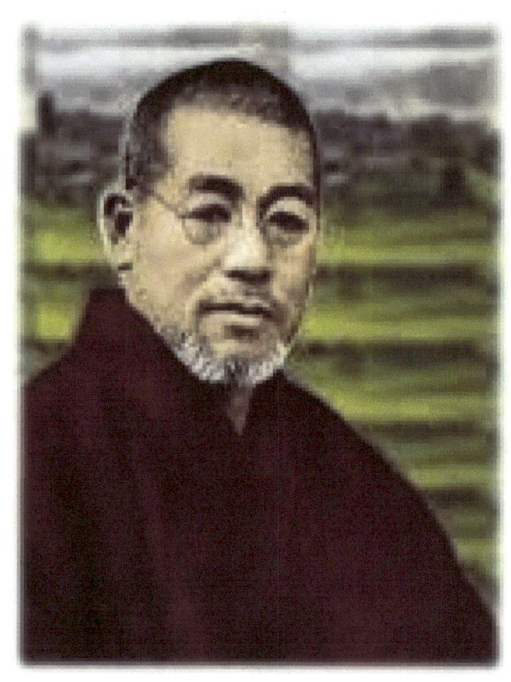

Mikao Usui (臼井甕男)

(15 de agosto de 1865/9 de marzo de 1926) fue el redescubridor del sistema de armonización natural considerado como medicina complementaria e integrativa, que utiliza la

"Energía Vital Universal"

canalizada a través de la imposición de manos para promover la sanación del organismo en el tratamiento de enfermedades y desequilibrios físicos, mentales y emocionales. Mikao Usui nombró este método como Reiki.

PREFACIO

Para el ser humano es muy común que sintamos dolor o malestar en alguna parte de nuestro cuerpo y, naturalmente, nuestra reacción se enfoca en llevar nuestras manos a esa parte del cuerpo. Indudablemente, nuestra reacción ejerce un alivio en la dolencia o malestar que sentimos. De esto, precisamente, se trata el Reiki, una técnica japonesa que promueve la sanación mediante la imposición de nuestras manos. El Reiki es una terapia holística que se enfoca en poner las manos en puntos estratégicos de nuestro propio cuerpo o el cuerpo de otras personas con el fin de armonizar el mismo, tanto en su plano físico como en el emocional, mental y espiritual. Cuando imponemos nuestras manos estamos siendo un canal por el que se transmite Energía Universal, la que nos permite reequilibrar nuestro cuerpo y así contribuir a su sanación.

El Reiki se divide en cuatro fases, Shoden o Reiki Nivel I, Okuden o Reiki Nivel II, Shinpiden o Reiki Nivel III y Gokuikaiden o Reiki Maestría. Este manual se enfoca en el Primer Nivel de Reiki, en la sanación personal y te ofrece una guía para que puedas encontrar la esencia de lo que es el Reiki, paso a paso. Te invitamos a que dejes tus miedos atrás y realices un viaje hacia tu interior, llegando a sanarte a ti mismo, en este primer nivel. Estaremos paso a paso contigo por el camino de la Energía Universal.

Nicole Torres
Master Reiki

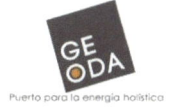

geodapr@gmail.com

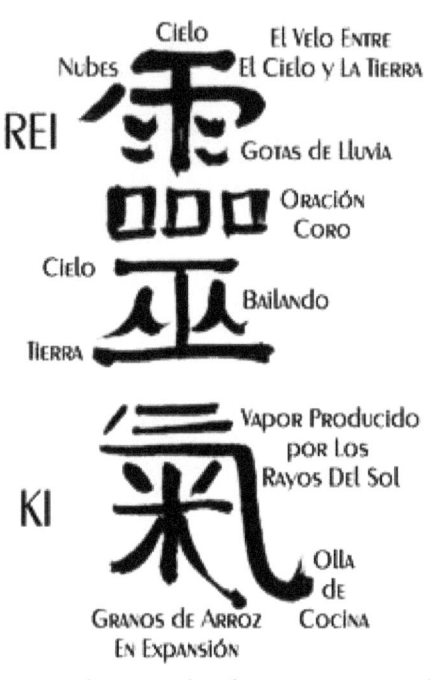

REI Es la Energía que está presente en todo el Universo y que hace posible el funcionamiento armónico del cosmos según la conciencia divina y que se representa a través del ideograma japonés que se muestra arriba.

KI Es fuerza de naturaleza divina que da vida a todo ser. Es la energía y circula por todo ser viviente. En India lo llaman Prana y en China Chi.

*El Kangi de Reiki según se pensaba en la antigüedad... pensamiento poético de la época de la época: El que sirve a Dios está conectado a través de algo abundante e inagotable que, aunque no lo veamos, está presente en todas partes...

geodapr@gmail.com

¿QUE ES REIKI?

Reiki es el arte de imponer las manos sobre personas, animales, plantas. También se puede enviar a distancia, incluyendo situaciones presentes, pasadas o futuras, etc. A través de las manos se canaliza la Energía Vital Universal para promover la sanación, física, mental o emocional de nosotros mismos o de otras personas. Actúa en profundidad y va a la raíz del problema, haciendo que la energía armonice el desequilibrio que se ha presentado. Cuando nuestra Energía Vital se encuentra a un nivel bajo, podemos enfermarnos y el Reiki nos ayuda a reabastecernos de esa Energía. Por otra parte, nos ayuda a la expansión de nuestra conciencia en el aquí y ahora, logrando atraer energía menos densa a nuestra vida y pensamientos positivos. No hace falta estar enfermo para acceder al Reiki, si eres una persona que siente que necesita algo más en su vida o no le encuentras sentido a tu vida, puedes encontrar las respuestas a través del Reiki. Esto nos puede ayudar a aumentar la alegría de vivir, nuestro cuerpo se vuelva más sano y nuestros pensamientos se vuelvan más positivos.

El Reiki consiste en despertar la energía pura que vive dentro de nosotros para la sanación individual o la de otros. Cuando imponemos las manos a otros, no pasamos nuestra energía ni la energía del otro nos pasa a nosotros, simplemente funcionamos como canal. Esta energía nos ayuda a alcanzar la armonía, equilibrio y paz interior a medida que fluye a través de nuestros vórtices energéticos del cuerpo. La misma entra a través del Chacra Coronilla y comienza a fluir por todo el cuerpo hasta llegar a los pies. Una vez activada, la energía no deja de fluir. La enseñanza de este sistema indica que todo ser vivo es sensible a la energía y cualquiera puede ser un canal de Reiki.

Un reikista o terapeuta de Reiki, debe estar en armonía con la sencillez y humildad, dejando a un lado el ego y debe regirse por los Principios del Reiki, para que no haya obstáculos, interferencias ni bloqueos por el canal que lo trasmite.

La Energía Vital Universal, Reiki, puede ser utilizada en cualquier momento, cuando sea necesaria. Además, actúa de forma independiente de tu estado, es decir, que puedes estar viendo la TV y dándote Reiki al mismo tiempo, sin prestar atención a lo que estás haciendo y funciona igual. Puedes estar en una reunión con gente, participar en la conversación, pero al mismo tiempo sentir cómo la energía fluye por tu cuerpo.

El Reiki es una terapia integrativa, es decir, que se integra a la medicina tradicional y en conjunto con esta se logran grandes resultados en el tratamiento de una persona. Es importante recalcar que nunca se debe dejar un tratamiento médico, si no que se combine con este. No es invasivo ni tiene efectos secundarios puesto que no utiliza sustancias químicas ni elementos extraños al cuerpo.

Actualmente, existen muchas vertientes del Reiki y en cada una se enseña de una forma distinta, sin embargo, en todas se canaliza la misma Energía Universal. Todas las corrientes actúan bajo el mismo principio.

Esta Energía también es llamada Prana para los hindúes, Chi para los Chinos y para los Japoneses Ki.

Ver video ¿Qué es Reiki? https://www.youtube.com/watch?v=DxIqnaELvik

LA MENTE QUE SE ABRE A UNA NUEVA IDEA,
JAMAS VOLVERA A SU TAMAÑO ORIGINAL.
Albert Einstein

geodapr@gmail.com

A MIS QUERIDOS ESTUDIANTES DE GEODA, PUERTO PARA LA ENERGÍA HOLÍSTICA, HOY LES ABRO MI CORAZÓN UNA VEZ MÁS.

Yo, como maestra de Reiki, te quiero totalmente libre y por eso no tengo interés en imponer mi voluntad sobre la tuya.

Nunca voy a forzarte a hacer algo en contra de tu voluntad, respeto la libertad del ser humano que eres. Antes de que un maestro ponga a prueba a un alumno, le preguntará si realmente quiere que sea su maestro y si quiere el compromiso con el Reiki…

Ser alumno significa dar un giro completamente de adentro hacia afuera, re-armonizando hasta las fibras más densas, guiado por su maestro. El maestro no puede trabajar sobre este proceso sin que el alumno haya dicho **SÍ**.

El alumno, en cada momento del camino tiene una elección: ¿quieres continuar o no quieres continuar? Yo estoy aquí para abrir tu corazón, para destruirte y entregarte de alimento a los leones del amor.

Para cualquier alumno, el acontecimiento más importante en su vida es encontrar a su Maestro Reiki, tomar contacto con él o ella y te llene de su enseñanza para captarla, vivirla, hacerla una realidad de vida.

Así fue cuando encontré a mis Maestros de Reiki (son muchos y los que faltan…), la perspectiva de mi vida cambió, me fueron dando una visión trascendente de mi existencia, de la vida, de las cosas, de los demás, del mundo, del universo y esa vida corriente que yo tenía se volvió interesante, entendible, digna de vivirse, y disfrutarse.

Descubrí que cada uno tiene una misión espiritual, y que la propia vida es el sendero espiritual que cada uno debe recorrer, que la misión que tenemos es lograr realizar la energía dentro de nosotros mismos. Pero realizar la energía es algo concreto y tangible, pues es ser mejor, desarrollar las virtudes; ser mejor ciudadano, mejor hijo, mejor padre, mejor amigo, mejor compañero, mejor SER Humano...

Como maestros no podemos cometer el error de pensar que el poder de la Energía Universal es decirle a alguien lo que tiene que hacer. El poder de la energía es ser capaz de tomar su cuerpo humano y devolverlo a la sanación física, mental, emocional y espiritual. Allí es a donde yo quiero llevarte, para que luego realmente estés preparado para sanarte. Pero el camino parece fácil y cuando halo la soga, muchos estudiantes los resienten y cambian su enfoque sobre mí.

Debo tener la confianza de trabajar con el alma, conciencia y corazón del alumno, logrando que viaje en los lugares secretos del corazón que pertenecen únicamente a su SER interno, para liberar todas las energías densas que han sido guardadas por años y que han dañado nuestra salud física, mental y emocional... soltando cadenas y nudos que no nos dejan fluir en sanación. Esa es la sanación verdadera y requiere de una tremenda paciencia, humildad, armonía, confianza y desapego.

Aquellos que quieran verdaderamente encontrar el camino al Reiki, encontrarán el camino a la sanación, son bienvenidos. Los que no están preparados quizás nos encontremos más adelante...

La Energía incluso no será visible al principio, pero ella les dará pistas, les pondrá señales, les hablará a sus corazones...

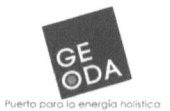

geodapr@gmail.com

De paso quiero aprovechar para aclarar que personalmente no soy, no pertenezco a ninguna escuela esotérica, ni grupo, ni secta, ni religión. Sólo estudio desde hace muchos años distintas terapias alternativas, complementarias, integrativas, naturales, diferentes religiones, textos sagrados y disciplinas antiguas por puro placer personal y para crecer como persona.

Todo lo que he aprendido lo comparto con ustedes por si les puede ser de alguna utilidad o bien sea que ustedes mismos pregunten. A veces contesto a ciertas preguntas y comentarios cuando veo que puedo ayudar o surgen preguntas, ideas, y también ocurre que ofrezca mis sentimientos e ideas sobre ciertos temas que vibran en mí sin pretender tener ninguna verdad absoluta.

Magaly Cintrón
Sensei

LA HISTORIA DEL REIKI Y SUS VERTIENTES

El toque humano genera sensación de bienestar, por eso cuando tenemos alguna dolencia, nuestra primera reacción es colocar nuestras manos en el lugar afectado para sentir alivio, es instinto. Sin embargo, existen controversias en cuanto al origen de este método como sanación holística. Las diferentes vertientes han surgido a través de los años y cada una depende de la región en que surge. A continuación, se presentan las vertientes más comunes.

Vertiente I

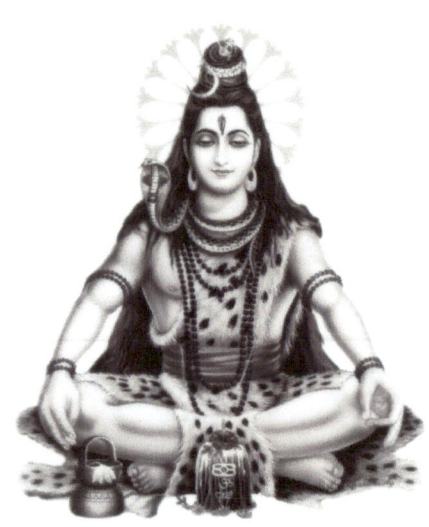

Siva, divinidad de origen hindú, fue quien incorporó en nuestro código genético los Símbolos Reiki dándonos el derecho innato de la sanación. En esta historia, desarrollada en la primera civilización del continente Mu, en los primeros tiempos de la Tierra, el Reiki era para todos. Los niños tomaban el primer nivel, más adelante en la adolescencia, el segundo nivel, y el tercer nivel lo tomaba todo aquel que mostrara interés. Esa civilización se trasladó al Tíbet y a India, preservando el Reiki y sus símbolos, a pesar de algunos cambios socioculturales a través del tiempo.

Vertiente II

MIKAO USUI

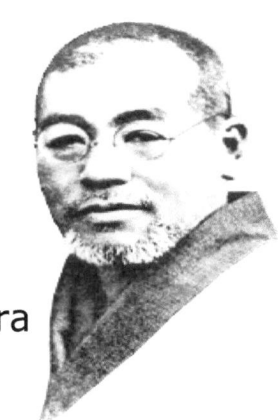

A través de los años, se han hecho alteraciones en cuanto a la vida de Mikao Usui, japonés que redescubrió el Reiki. No obstante, quiero dejar claro que cada quien es libre de creer la vertiente que quiera en cuanto a la vida y trayectoria de Usui.

A comienzos del siglo XIX, un médico japonés, decano de la universidad y sacerdote cristiano de nombre Mikao Usui, descubre el Reiki tradicional como parte de un estudio que realizaba para entender y revelar los misterios de cómo sanaban Jesús y Buda. Mikao Usui estuvo 10 años estudiando y haciendo investigaciones para llegar a la revelación. Durante ese tiempo, se trasladó a Estados Unidos, donde residió por siete años. Allí estudió Teología en la Universidad de Chicago, buscando comparar las relaciones entre religión y filosofía para hallar respuestas en cuanto a la técnica de curación. Más tarde regresó a Japón e hizo un retiro espiritual de 21 días en el monte Kurama de Japón, donde pasó la mayoría del tiempo haciendo meditación y en ayuno. Fue en ese entonces, la madrugada final de su prueba, antes del amanecer, Usui vio llegar un rayo hacia él, atravesando su tercer ojo. Luego, vio un arcoíris y los símbolos de Reiki, así como también la información de cada uno de ellos. Mikao Usui es quien le da el nombre de Reiki: REI, significa energía Universal y KI, energía en japonés.

Vertiente III

Mikao Usui, perteneció al gobierno japonés, al budismo tibetano y practicaba artes marciales. Fue una persona con grandes inquietudes y se dio a la tarea de buscar nuevas perspectivas y experiencias de vida, especialmente las técnicas de sanación. Estuvo 21 días en el Monte Kurama de Japón, donde meditó y ayunó, buscando encontrarse a sí mismo y llegar a la iluminación (Santori). Fue en ese momento donde tuvo conexión con la Energía Universal sanadora a la cual llamó Reiki. Dos años más tarde aportó símbolos que se utilizaban en el budismo y en las artes marciales con el propósito de que los alumnos a los que les enseñaba Reiki se sintieran más seguros y confiados en la práctica, algo así como una muleta en la cual apoyarse.

"Nadie debe imponer creencias a nadie... somos libres de comprender y decidir lo que creamos que es lo más cierto o lógico, en ti está la decisión..."

TRAS SU MUERTE

Mikao Usui fundó la organización Usui Reiki Gakkai y se dedicó a la sanación y a la enseñanza de su método. Luego de su muerte, la organización pasó a la dirección de Chijiro Hayashi, convirtiéndose en el Segundo Gran Maestro de Reiki. Esta organización se ha encargado de difundir el método de Usui, siendo Hawayo Takata, discípula de Chijiro Hayashi, quien llevó el Reiki a Estados Unidos. Takata, de origen japonés y residente de Hawaii, expandió el Reiki por todo el mundo a través de los 22 maestros que ella misma formó

A continuación, la lista de los presidentes:

1. Mikao Usui (1865-1926)
2. Juzaburo Ushida (1865-1935)
3. Kanichi Taketomi (1878-1960)
4. Yoshiharu Watanabe (¿? -1960)
5. Hoichi Wanami (1883-1975)
6. Kimiko Koyama (1906-1999)
7. Masaki Kondo (¿?)
8. Ichita Takahashi (2010-actual presidente)

LOS PRINCIPIOS DEL REIKI

Algunos Maestros de Reiki aseguran que estos principios corresponden a la época en que vivió Mikao Usui, a la sociedad japonesa de la dinastía Meiji (1.868-1.912), que imponía una determinada guía ética y moral. Dichos principios son una guía ética para el desarrollo de una sociedad cuya moral se basa en la antigua premisa taoísta que considera al Universo y a la Naturaleza como generados por fuerzas opuestas y complementarias: El YIN y el YANG.

Estos principios están basados en la compasión hacia todos los seres vivos, nos ayudan en el camino de la liberación de toda negatividad y en la sanación y crecimiento espiritual. Se habla de cinco principios, pero en mi manera de enseñar expongo que son seis, pues el Solo por Hoy se considera el primero de los principios.

Mikao Usui implementó su sistema con estas recomendaciones que facilitan el camino hacia la felicidad. Usui invitaba a sus alumnos a que lo recitaran cada día y de esta manera lo integraran a su vida, para transformarla y vibrar cada vez más con el universo.

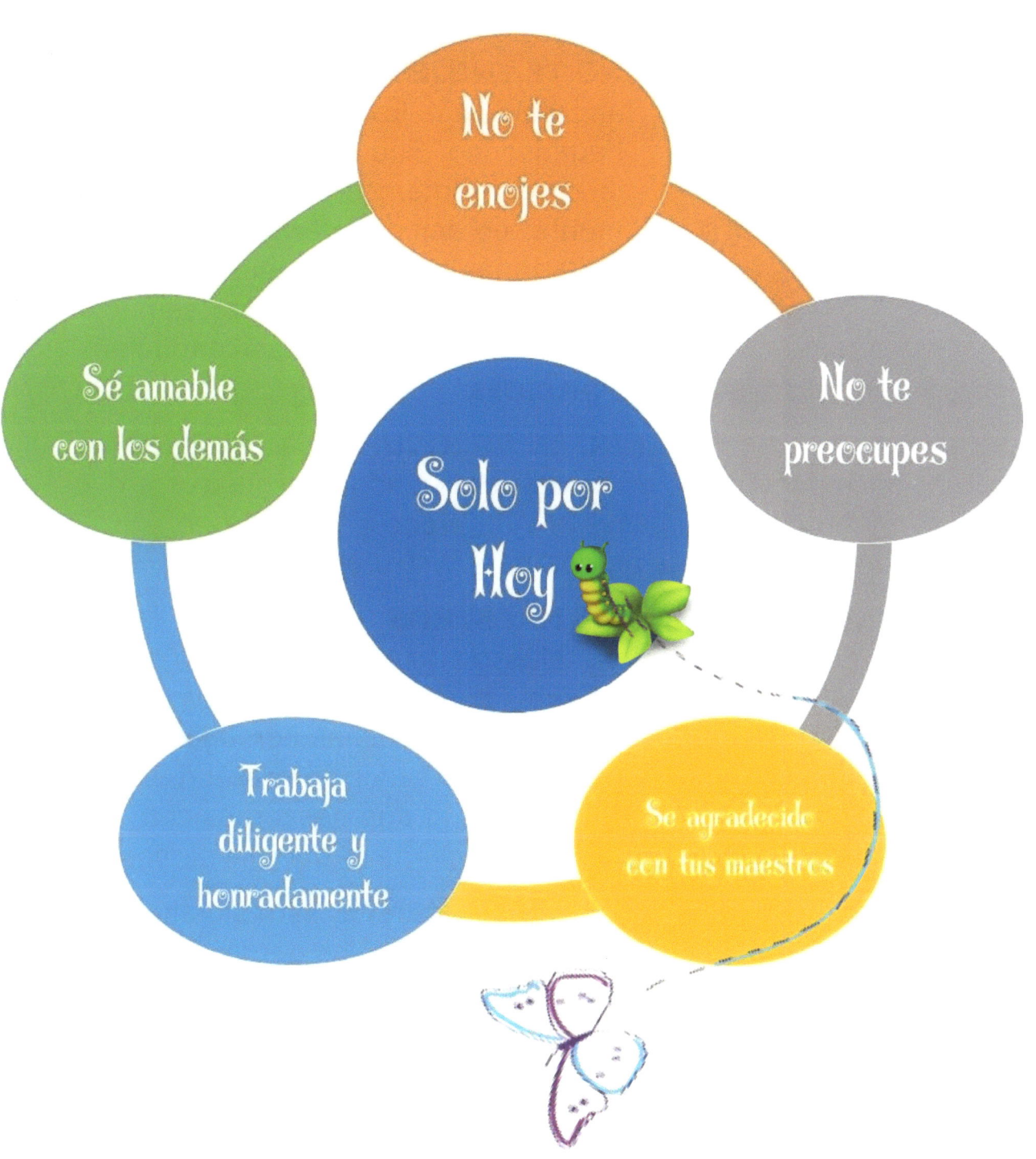

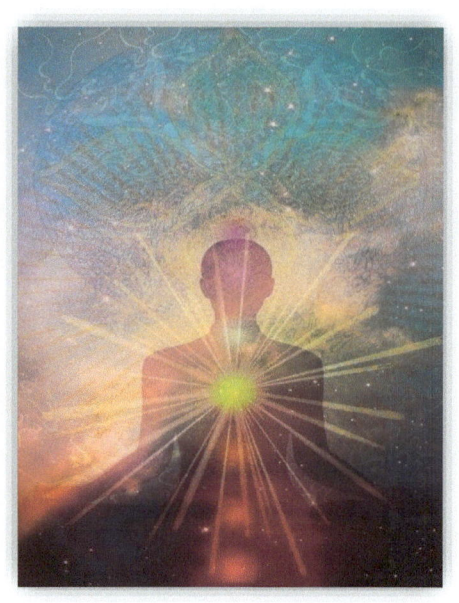

SOLO POR HOY, es la llave que abre la puerta de la transformación y se refiere a la conciencia del Aquí y Ahora.

NO TE ENOJES, no desperdicies energías en la ira, el coraje o el negativismo. Si disfrutamos de paz interior y tomamos el control de nuestra mente, no nos enfadaríamos ante situaciones adversas. Quien desee ser feliz realmente debe esforzarse por liberar su mente de estas conductas venenosas.

NO TE PREOCUPES, no anticipes las situaciones puesto que estás desperdiciando energía que provoca tensión y ansiedad. Si pasas la vida preocupándote y no ocupándote, no tendrás tiempo para disfrutarla.

SÉ AGRADECIDO CON TUS MAESTROS, la gratitud es la más bella flor que brota del alma. Muestra tu agradecimiento a las personas que tienes cerca y verás cómo transformas tu vida. Quizás este sea el principio más difícil, muchas personas piensan que tienen poco o nada que agradecer. Vivir en gratitud, es vivir en abundancia, pues si agradecemos lo que deseamos con anticipación, reconocemos la existencia de lo que deseamos.

TRABAJA DILIGENTE Y HONRADAMENTE, esto significa tener un trabajo que no nos dañe a nosotros ni a los demás. Vive con honestidad, recuerda que cosechamos lo que sembramos y debes brindar lo mejor de ti en cada momento de tu vida.

SÉ AMABLE CON LOS DEMÁS, recibimos lo que damos. Al buscar el bien para nuestros semejantes encontramos el nuestro propio. Vivir solo para sí es destruirse, sin embargo, vivir por el amor del prójimo es crecer de forma divina.

Debes conocer estos Principios del Reiki y hacerlos parte de tu vida, sólo debes tener tu mente, corazón y espíritu abiertos al cambio y a la luz.

Son el secreto de la felicidad y la medicina espiritual para todas las enfermedades. Ponerlos en práctica es un reto, una filosofía de vida que intenta guiarnos a la felicidad de nosotros mismos, a través del control de las emociones. No se vinculan con ninguna creencia ni es obligatorio cumplirlos. Sin embargo, si los haces parte de tu estilo de vida, lograrás ser un mejor Ser Humano

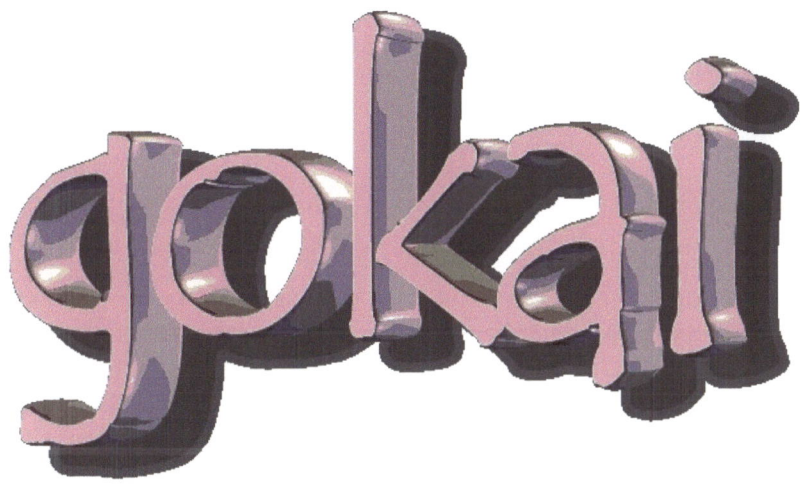

Ver video: Gokai, los 6 principios del Reiki
https://www.youtube.com/watch?v=rCmymlr-9fQ

¿REALMENTE ESTAS PREPARADO PARA EL REIKI?

Cuando decidimos aprender Reiki, el amor y la Energía Vital son la base de todo. Es un compromiso que fluye de manera armoniosa, tu entrega es simple y sincera. Debemos tomar en cuenta todos estos puntos y meditar para dar el **SI** a la energía vital.

El estudiante debe saber que no debe usar drogas, cigarrillos ni abusar de:

Mal dormir
Malos hábitos
Conductas indeseadas
Estado de ánimo depresivo
Una dieta pobre, sedentarismo
Ingerir demasiado alcohol

Sin embargo, existen algunas cualidades que debes cultivar:

Disfrute del aprendizaje
Organización
Pasión por lo que hace
Cumplir sus objetivos
Reconocer el valor del estudio
Conciencia
Responsabilidad
Perseverancia
Deseo de ser mejor Ser Humano

La mayoría de quienes desean aprender Reiki son personas con el deseo de ayudar a otras personas que estén pasando por dificultades. Hoy día se ha visto un incremento de personas que se dedican a algún campo de la salud física o mental que han decidido dar un paso a través del estudio del Reiki para implementarlo en sus pacientes. Por otra parte, existen quienes solo desean aprender Reiki para tener una profesión más satisfactoria y con ello desarrollar un estilo de vida más saludable.

Son pocos los estudiantes que están conscientes de que el Reiki es un camino espiritual y lo ven como un sendero más. Algunos comienzan y abandonan este camino por un largo o corto periodo de tiempo, lo que significa que todavía no han comprendido el tesoro que ha llegado a sus manos. El tiempo nos pone a todos en nuestro lugar, y si el Reiki es el tuyo, llegarás a él en el momento adecuando.

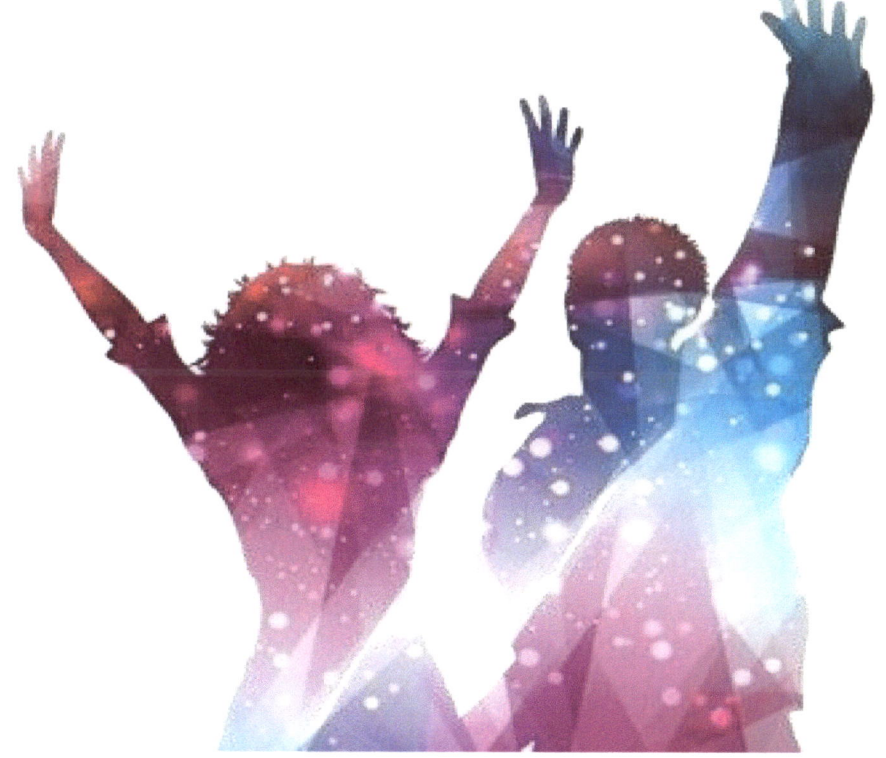

APRENDE A NO MIRARTE EN ESTE ESPEJO

Una vez había un santo que se vanagloriaba de dar mucho conocimiento, de ser muy devoto, y entregado a DIOS. Así que un día DIOS se le apareció, este siguió proclamándose muy devoto y que lo recordaba y servía constantemente. DIOS le dijo: "¿de verdad que quieres servirme?" Entonces le dijo: "Quiero ver hasta dónde llega tu control". Cogió un cubo de agua lleno hasta los topes y se lo puso sobre su cabeza y entonces le pidió que diera una vuelta a la ciudad sin derramar una gota de agua.

Aquel santo encontró aquella petición difícil y fácil al mismo tiempo. Así que comenzó a caminar por la ciudad concentrado en no derramar ni una gota de agua. Durante el camino encontró niños que le hicieron travesuras y él continuó concentrado en su cubo de agua. Atravesó una larga avenida en fiestas y bellas mujeres danzaron delante de él, tratando de cautivarlo y distraerlo. Él, concentrándose en su cubo, no derramaba una sola gota de agua. Encontró en su camino gente necesitada, pero él concentrado en su cubo no los atendió. Y así a lo largo de toda la tarde llevó el cubo sobre su cabeza sin derramar una sola gota de agua.

Cuando DIOS se encontró de nuevo delante de él, que estaba orgulloso de no haber derramado una sola gota de agua, le preguntó a DIÓS si estaba satisfecho de su servicio. Entonces DIOS le dijo: "Has llevado el cubo varias horas sobre tu cabeza y realmente no has derramado una sola gota. ¿Pero cuantas veces te has acordado de mí? En el camino has encontrado gente necesitada, yo soy servido y adorado cuando se le ayuda a la gente, sin embargo, estando concentrado en tu cubo no has sabido servirme ayudándoles. No he estado en tu mente ni en tu corazón mientras llevabas el cubo sobre la cabeza, ¿Dónde está la promesa de ser un santo o un maestro?"

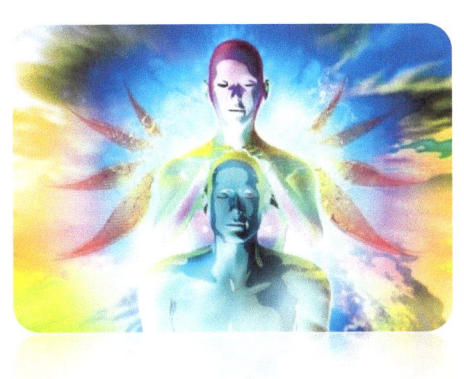

"Todo está en nuestra mente, un pensamiento positivo puede llegar a cambiar nuestra vida, pues todo pensamiento positivo genera una acción positiva"

LA VERDAD DE TODO ESTÁ EN LA MEDITACIÓN

La meditación consiste en buscar la unión con lo divino, conectarse consigo mismo para experimentar una mayor armonía y paz interior. La meditación nos ayuda a concentrar nuestras energías propias con nuestro espíritu. Puesto que la meditación tiene que ver con la receptividad mental, es esencialmente un medio de canalizar energía.

Muchas personas cuando escuchan el término meditación se imaginan en posición "Flor de Loto" con las manos encima del regazo, los dedos pulgar y corazón unidos y diciendo "Om". Pero la realidad es que eso es un tipo de meditación, existen muchas formas en las que una persona puede meditar. No necesitas ponerte en "Flor de Loto" ni decir "Om" para beneficiarte de la meditación. Para hacerlo, no importa la posición de tu cuerpo, simplemente la disposición que tengas para lograrlo. Puedes hacerlo acostado en tu cama, o sentado en una silla, lo importante es que tu cuerpo y tu mente se sientan cómodos para que logres esa conexión con tu Ser Interior y te relajes profundamente. Además, existen meditaciones visualizadas, donde no necesitas cerrar los ojos para relajarte y sentirte en paz con tu Yo Interior.

Otras personas mencionan haber intentado meditar y aseguran no haberlo logrado porque sus pensamientos vienen a la mente constantemente y surge distracción. Es muy importante conocer que, si no estás acostumbrado a meditar, no se puede pretender hacer meditaciones en silencio por un largo periodo, porque el cuerpo ni la mente están preparados. Para ello es conveniente comenzar con meditaciones guiadas cortas, donde comiences a moldear y controlar tus pensamientos y tu mente. La mala concepción de este término y su práctica hace que las personas estén más lejos de descubrirse a sí mismas y de encontrarse con su Yo Superior y Ser interior.

La meditación NO es una religión ni mucho menos atenta contra las religiones del mundo. Es un momento completamente personal y único en el que tomas tu tiempo para soltar el estrés y las demandas exigidas por la vida diaria, así como también para dar gracias por un día más de vida, buscar paz por alguna situación que nos atormente, entre otras cosas. En lo personal, considero que algunas religiones no creen en la meditación porque piensan que la repetición de un mantra (como 'Om') es invocar algo impuro, pero la verdad es que un mantra ayuda a la persona a relajarse, vaciar la mente y favorece esa conexión contigo mismo. Un mantra es una palabra que tiene un poder espiritual y psicológico, por lo tanto, aquella palabra, frase u oración que consideres que tiene el poder de calmar tus pensamientos y moldear tu mente puede ser utilizada como mantra. Por ejemplo: paz, gracias, amor, Dios... Es importante recordar que repetir un mantra no es necesario en la meditación.

Algunas personas me han dicho que no practican la meditación porque no está dentro de los parámetros e ideales que ellos consideran que estén correctos. Ahora la pregunta es: ¿Por qué está mal querer conectarse con nuestro SER Interior? La meditación nos ayuda a abrir nuevas visiones en la vida, atraer positivismo, amor, comprensión, confianza y seguridad en este mundo tan necesitado de virtudes. Esto nos acerca cada vez más al descubrimiento de nuestra esencia y nuestro propósito en la vida. Te invito a que intentes esa conexión con tu esencia, no tengas miedo a conocerte a ti mismo, no dejes que la mala concepción de la meditación te impida experimentar esta maravillosa práctica... verás los resultados rápidamente, mas no te alejarás de tu Dios sino al contrario, estarás más cerca de lo que piensas.

Nicole Torres
Master Reiki

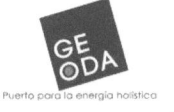

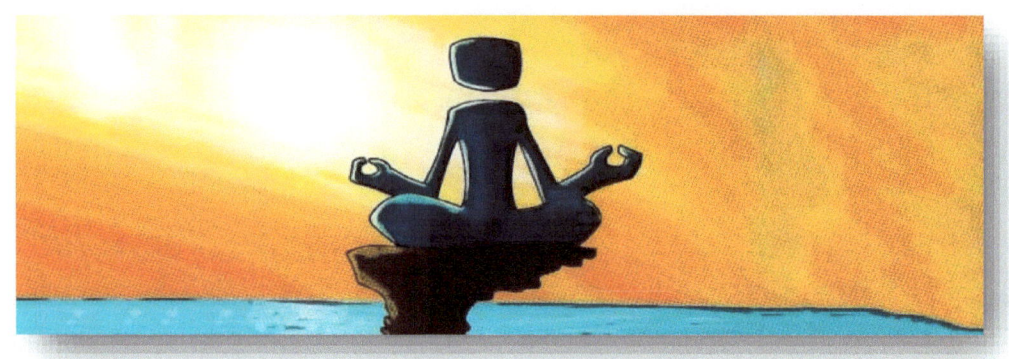

La meditación es dejar ir el enojo y los eventos del pasado, y el planeamiento del futuro. Es aceptar este momento y vivir en el aquí y ahora. Sanando desde tu interior...logrando alcanzar la armonía universal.

MODULO I

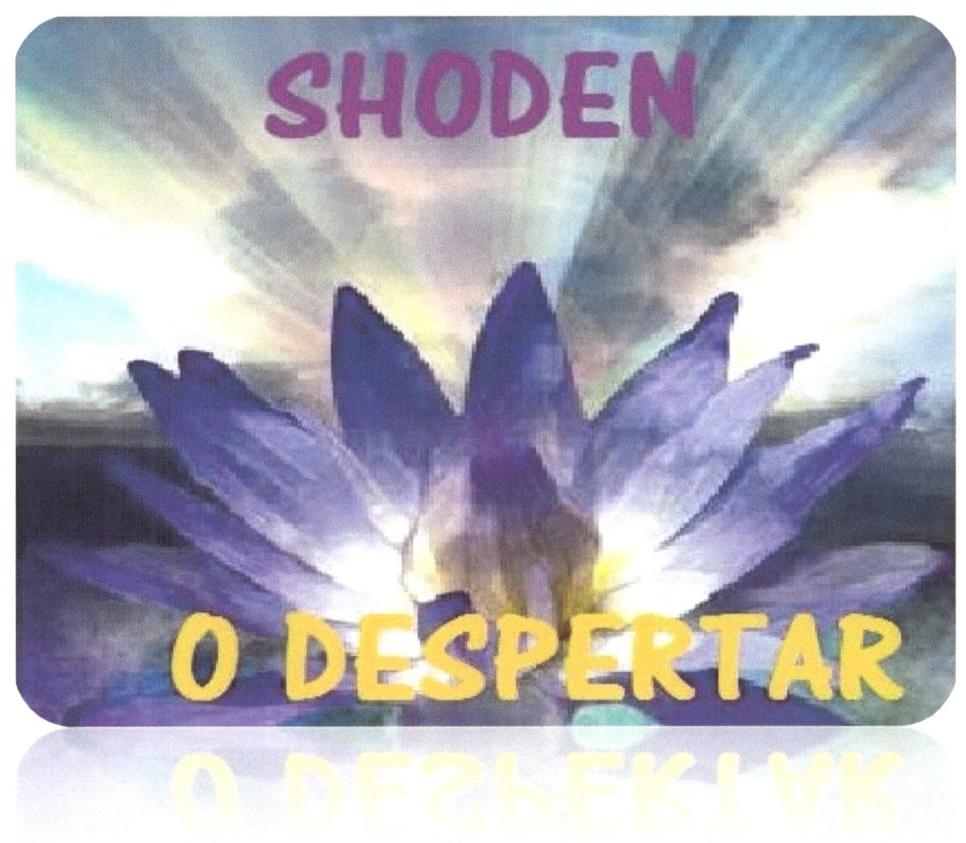

MODULO I

Yo _____ hoy decido dar un nuevo giro a mi vida, ver las cosas de manera más positiva. Decido cuidar el templo que vive dentro de mí. Mi mente y corazón están abiertos a un nuevo amanecer de luz. Hoy comienzo un nuevo sendero, **SHODEN** Nivel I de Reiki.

Gracias, Gracias, Gracias por todo lo bueno que llega a mí.

Alumno: _____

Maestro: _____

Fecha: _____

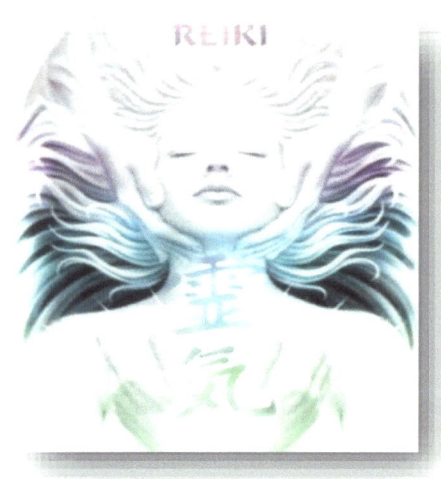

"Si nunca has hecho Reiki, te invito a probarlo de todos modos. Muchos logran visualizar y sentir esa energía puesto que Reiki no tiene la patente sobre "llamar" a una energía superior, ¡simplemente nos facilita mucho el proceso!"

SHODEN /NIVEL I
Elemental o físico (EL DESPERTAR)

Es el momento del cambio a un mejor mundo físico, logrando depurar todo lo que nos densa. Un nuevo comienzo, una nueva perspectiva de vida, este es tu momento de lograr avanzar.

En este nivel se enseña qué es el Reiki y su historia. También se brinda la explicación de qué son los chacras, cuáles son los chacras principales y su importancia. Además, se enseña el primer símbolo de Reiki y su función. Por otra parte, se explican las diferentes posiciones de las manos para el autotratamiento y el aspecto que cada una trabaja sobre nuestro Ser. Es en este nivel donde se recibe la primera iniciación, la cual es un proceso en el que se abre el chacra corona, el chacra corazón y las palmas de tus manos. Te unes con la fuente ilimitada de Energía Vital Reiki a partir de este primer nivel. Después que recibes la primera iniciación o sincronización, esta te acompaña durante toda la vida.

En Reiki Nivel I, la persona pasa por un proceso de limpieza y depuración que dura 21 días. La persona puede tener sensaciones físicas como incremento en la sudoración, dolores de cabeza, síntomas de resfriado, entre otras. Por otra parte, pueden surgir síntomas emocionales como tristeza, ansiedad, miedo, mal humor, entre otros. Este proceso, al que llamamos Crisis de Sanación, es temporal y puede variar según la persona. Hay personas que pueden no sentir nada durante ese periodo o cabe la posibilidad que se presente cualquier otro sentimiento extraño. No te preocupes, es normal y pasajero. Al terminar este proceso sentirás cómo tu cuerpo te da las gracias.

Es aconsejable que, al recibir Reiki I, las primeras aplicaciones sean hechas a uno mismo para sentir y vivir el Reiki.

Comenzamos a Canalizar Energía Universal Reiki

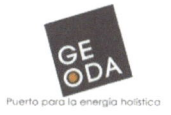

geodapr@gmail.com

PLAN DE TRABAJO PARA ESTE NIVEL I:

1. Debes leer el módulo Nivel I.
2. Completarás las hojas de práctica del símbolo de este Nivel I, debes saber trazarlo sin verlo.
3. Completarás la hoja de comprobación de aprendizaje y verificarás que todas las contestaciones estén correctas. De no ser así, repasa de nuevo hasta que conozcas el material.
4. Te prepararás física y mentalmente para la iniciación de Reiki Nivel I. Un día antes no podrás ingerir: carnes, bebidas alcohólicas ni drogas. Harás dos meditaciones, una en la mañana y otra en la noche de 30 minutos cada una.
5. Luego de la iniciación estás listo para hacer 5 autotratamientos guiados y 16 autotratamientos tú solo. Los autotratamientos aparecen en el canal de YouTube de Geoda, debes buscar la de este Nivel I.
(YouTube) https://www.youtube.com/watch?v=dqyr3lzIqkA
6. Debes completar las tablas que aparecen en la página **94** y enviarlas a geodapr@gmail.com
7. Para terminar, harás 10 meditaciones guiadas.

Luego de completar todos los puntos arriba mencionados, te mantendrás por 5 días meditando y dándote autotratamiento, para pasar a Segundo Nivel de **Reiki** si lo deseas.

MANEJANDO LA ENERGÍA A PARTIR DEL NIVEL I

Realiza este ejercicio de práctica personal para comenzar a sentir la energía entre tus manos.

Sentado con la espalda recta, coloca ambas manos en frente de ti, dejando una distancia de aproximadamente doce centímetros entre ambas. Acércalas y aléjalas varias veces como si tuvieras entre ellas una bola. Luego de repetir la acción comenzarás a sentir que tienes algo, lo sientes, pero es invisible, ¡ESA ES LA ENERGÍA!

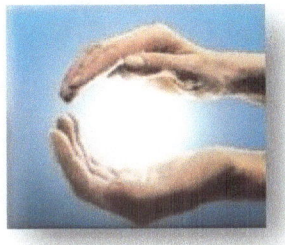 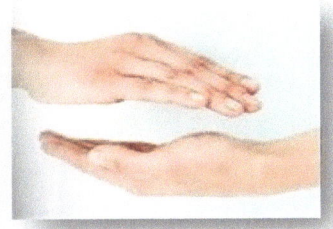 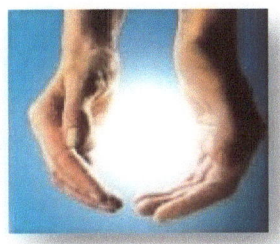

Visualiza que tienes una esfera de luz y una vez que la tienes dale un color. Colócala sobre tu cabeza o coronilla y con los ojos cerrados imagínala recorriendo todo tu cuerpo, tus piernas hasta los pies. Luego a la inversa, sintiendo el calor y los beneficios de esa Luz Sanadora. Cuando la esfera llegue de nuevo a tu coronilla, sujétala entre tus manos y arrójala con fuerza al Universo. Ella se está llevando todas tus energías densas. Puedes realizar esta práctica todos los días antes de ir a dormir, te ayudará a conciliar el sueño.

Para ampliar información puedes ver los siguientes videos:

Ejercicio para visualizar la Energía

https://www.youtube.com/watch?v=SSbw6sU9sfA

Tomar contacto con nuestra energía personal

https://www.youtube.com/watch?v=7vvj1ppyCk8

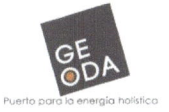

geodapr@gmail.com

ENERGÍA Y CHACRAS

Muchas veces nos preguntamos qué es la energía, cómo la percibimos o si se puede ver y tocar. Desde pequeños hemos aprendido que existe energía y masa; la energía es lo que no podemos tocar (por ejemplo, ondas de radio, luz, rayos infra rojos) y la masa se refiere al cuerpo físico, o tangible (una casa, una silla, un árbol). Pero qué pasa si decimos que en realidad la masa no existe, que todo es energía, que sólo se diferencian porque la energía tiene una frecuencia más alta y la masa tiene una frecuencia más baja. Usaremos un ejemplo simple, el de las alas del colibrí. Cuando el colibrí está en reposo podemos ver sus alas, el color y el plumaje. Estamos frente a una energía de baja frecuencia, pero cuando el colibrí empieza a agitar sus alas, estas comienzan a ser invisibles al ojo del hombre y eso es porque nos encontramos con una energía de mayor frecuencia. El hecho de que no podamos ver las alas del colibrí no quiere decir que no existen, simplemente vibran tan alto que son imperceptibles al ojo humano. Lo mismo ocurre con la energía solar, las ondas de radio, de televisión y también con los seres del plano espiritual: Ángeles o Guías Espirituales.

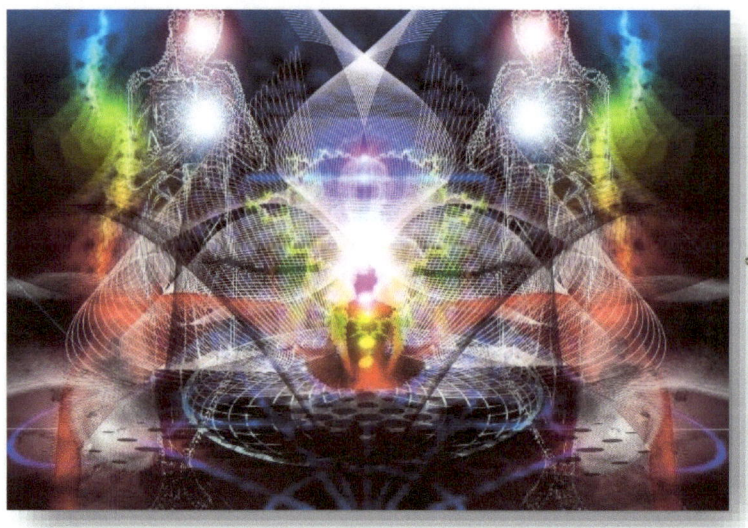

La Energía Vital es lo que mantiene viva a toda la Creación. Nuestro cuerpo físico está animado por esta Energía Vital que ingresa a nuestro organismo por unas puertas de entrada denominadas chacras. Chacra es una palabra sánscrita que significa "rueda o disco que gira" o "centro de radiación de la Energía Vital". Nuestros cuerpos están animados por esta energía vital que ingresa a nuestro organismo a través de estas puertas y fluye incesantemente a través de canales energéticos denominados meridianos o nadis. Los chacras son como válvulas de entrada en nuestro campo energético con formas de cono o embudo que giran normalmente en sentido del reloj, cada uno con determinada frecuencia, según el estado físico, mental o emocional de la persona. La misión de los chacras es captar la Energía Universal Vital, un Ser Superior, una Conciencia Superior, el Universo o a quien quieras asociar de acuerdo con tu nivel de conciencia o creencias. Esta energía se caracteriza por presentar muy elevada frecuencia de vibración (Yang) y otra frecuencia de menos vibración (Yin). De ahí que los chacras no sólo se encargan de energía celestial (energía Yang) y de energía terrestre (energía Yin) respectivamente, adaptándola a la frecuencia vibratoria propia de cada persona, para que pueda ser asimilada y luego transferida a los meridianos o nadis por donde debe circular.

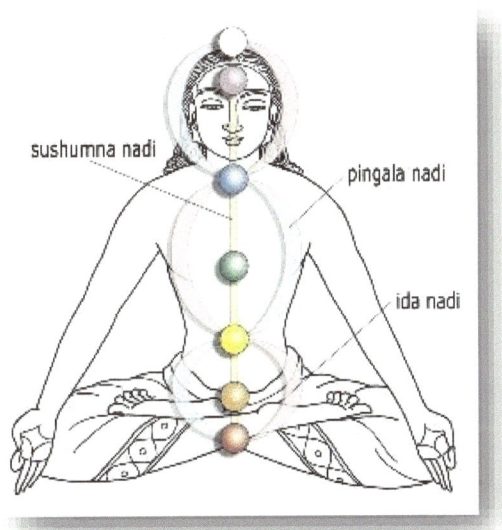

Existen Siete Chacras principales

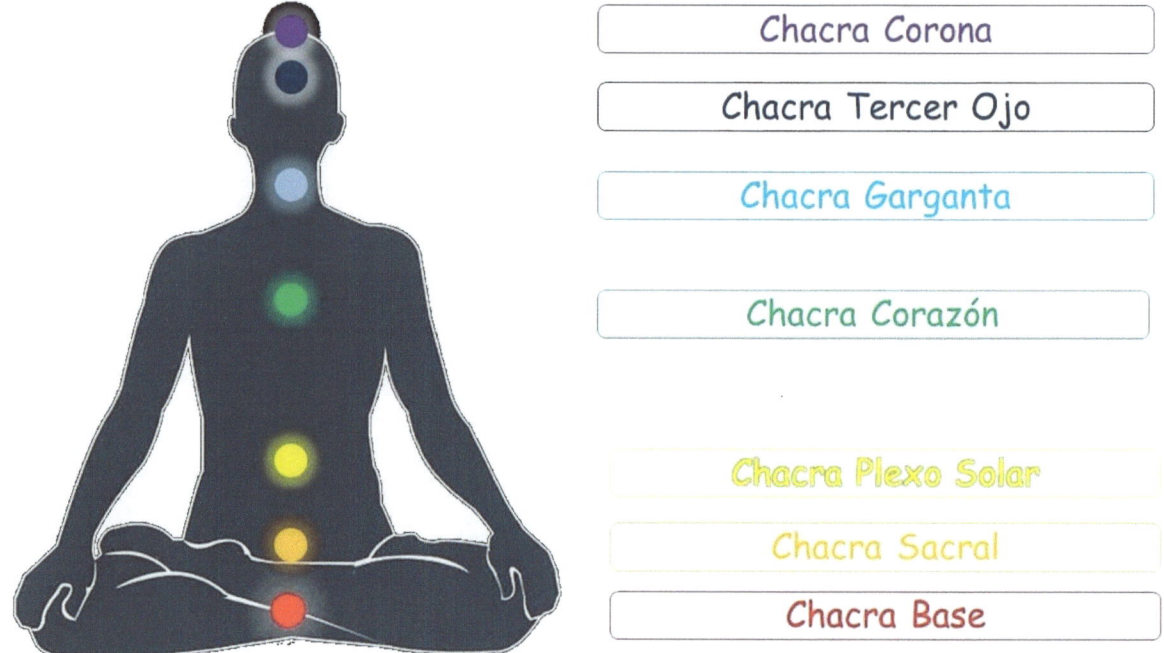

- Chacra Corona
- Chacra Tercer Ojo
- Chacra Garganta
- Chacra Corazón
- Chacra Plexo Solar
- Chacra Sacral
- Chacra Base

Cada chacra está asociado a:

- Una glándula de nuestro organismo
- Un centro nervioso
- Determinado nivel de conciencia personal
- Órganos del cuerpo
- Estados mentales y emocionales

La energía que posee cada chacra es diferente y aumenta en orden ascendente. Los tres primeros chacras recogen la energía terrestre (de vibración más baja) y a medida que va pasando por cada uno de ellos, la energía va aumentando hasta llegar al cuarto chacra que es el centro, donde se equilibran con la energía de los Chacras Superiores (de frecuencia más Alta) que captan la Energía Celestial.

Ver video: ¿Qué son los Chacras?
https://www.youtube.com/watch?v=WMFQkJxSsKM

geodapr@gmail.com

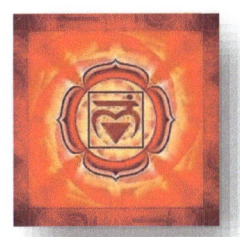

PRIMER CHACRA Se denomina MULADHARA, Chacra Base o Raíz. Se sitúa en la base de la columna y es el que conecta el cuerpo sutil con la Tierra. Se relaciona con las necesidades básicas del hombre. Es el cimiento de la salud mental y emocional. Este chacra es muy importante para la supervivencia, afirma y conecta con las creencias familiares, fomentando la formación de la identidad y el sentido de pertenencia a un grupo. Su contenido energético es: **"Todos somos uno"**, conlleva el mensaje de que estamos interrelacionados y conectados con todo lo que existe. Su color es el Rojo. Conexión con el cuerpo físico: Recto, columna, huesos, piernas, sistema inmunitario. Conexión con el cuerpo mental/emocional: La estabilidad emocional y psíquica se originan en la unidad familiar y el primer entorno social.

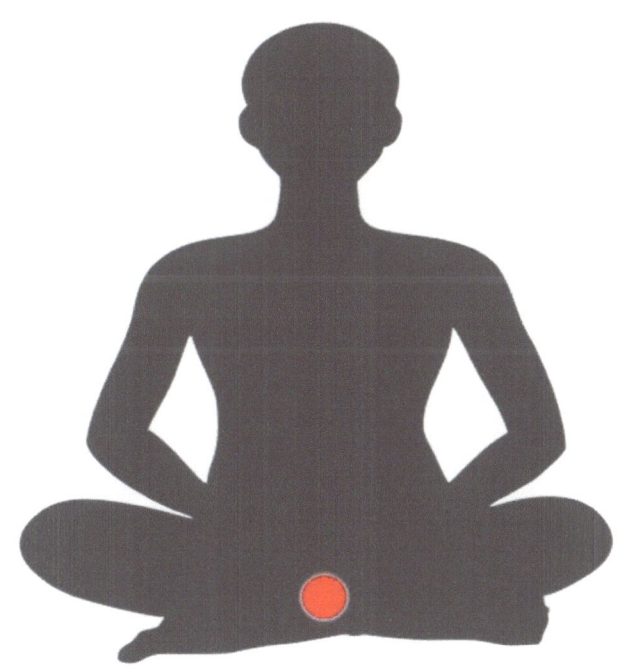

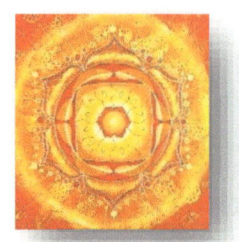
SEGUNDO CHACRA Se denomina SVADISTHANA o Chacra Sacral. Se sitúa en el abdomen a la altura del sacro. El contenido energético de este chacra es **"el poder de las relaciones"**. El segundo chacra es el centro de tu poder personal, la creatividad, la sexualidad y las finanzas, cuestiones de la supervivencia física, el control y las relaciones directas con otros seres. La Verdad Sagrada de este chacra es **"Honor Mutuo"** y se aplica a nuestro modo de relacionarnos con todas las formas de vida. Cada relación que se desarrolla, casual o íntima, ayuda a ser más consciente.

Cuando este chacra está fuerte, tendremos motivaciones y sentiremos que el mundo es apasionante, si se encuentra débil, el mundo nos puede parecer indiferente. Su color es el naranja. Conexión con el cuerpo físico: Útero, riñones, sistema urinario, sistema reproductor, intestino grueso y pelvis. Conexión con el cuerpo mental/emocional: Necesidad de relacionarnos con otras personas y necesidad de dominar la dinámica de nuestro entorno físico, mantener el dominio sobre nuestra vida o trabajo, creatividad, ética y honor en las relaciones.

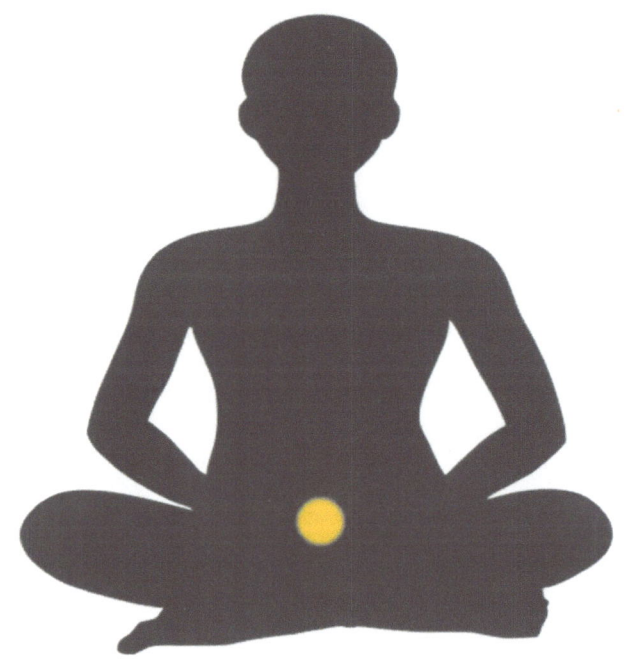

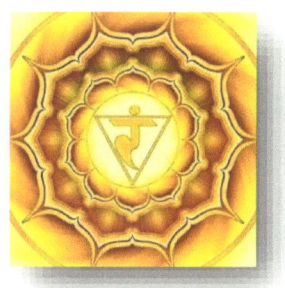

TERCER CHACRA Se denomina MANIPURA o Chacra Plexo Solar. Se ubica a mitad del camino entre el ombligo y la boca del estómago. Es el centro de la energía, es donde poseemos nuestra fuerza de voluntad y el control, el más sutil de los chacras inferiores. Su contenido energético es **"el poder personal"**, nos ayuda en el proceso de individualización, de formar un **"Yo"**, un **"Ego"** y una "Personalidad" separados de nuestra identidad heredada. Promueve el desarrollo de la autoestima y la personalidad. En este chacra se encuentran las energías de las ambiciones personales, el sentido de la responsabilidad, el respeto por nuestras fuerzas y debilidades, así como también las energías de los miedos y secretos que aún no nos atrevemos a encarar. Su color es el amarillo. Conexión con el cuerpo físico: Abdomen, aparato digestivo, hígado, bazo, estómago, intestino delgado, páncreas, vesícula y riñones. Conexión con el cuerpo mental/emocional: Problemas relacionados con la responsabilidad hacia uno mismo, la estima propia, el miedo al rechazo y la excesiva sensibilidad a la crítica.

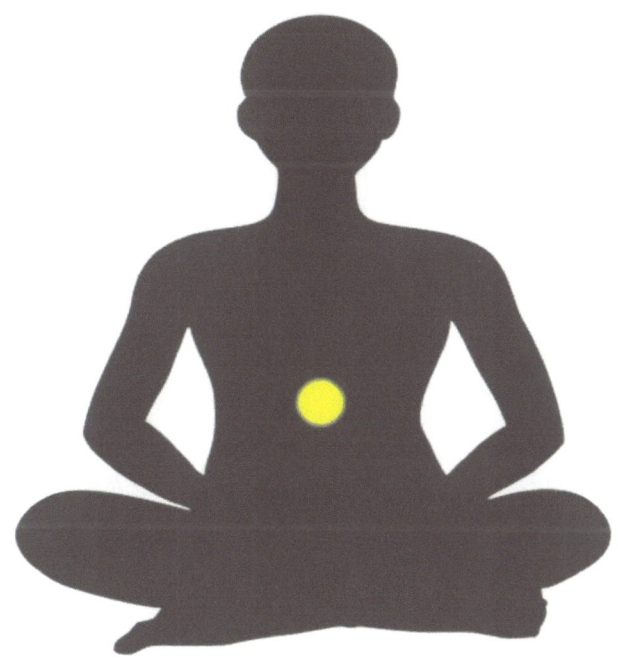

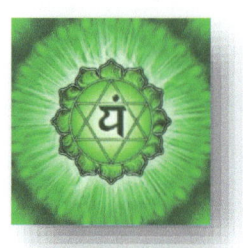
CUARTO CHACRA Se denomina ANAHATA o Chacra Corazón. Para nosotros los reikistas, es el chacra más importante y si está bloqueado, las energías de los demás chacras no se mezclan. Es el Chacra del amor incondicional, el amor infinito, representa la compasión y la capacidad de amar. Es el encargado de lograr el equilibrio entre las energías del cielo y las de la tierra. Su contenido energético es **"el poder emocional"**, media entre el cuerpo y el espíritu y determina su salud y su fuerza. La verdad sagrada de este chacra es **"El amor es Poder Divino"**, nuestros corazones están diseñados para expresar belleza, compasión, perdón y amor. Su color es el verde. Conexión con el cuerpo físico: pulmones, corazón, sistema circulatorio, costillas, pecho, diafragma, hombros, brazos y manos. Conexión con el cuerpo mental/emocional: Nos desafía a equilibrar los sentimientos de amor, compasión, envidia, confianza, esperanza, odio, desesperación, celos y miedos para lograr una estabilidad emocional y actuar conscientemente y con compasión.

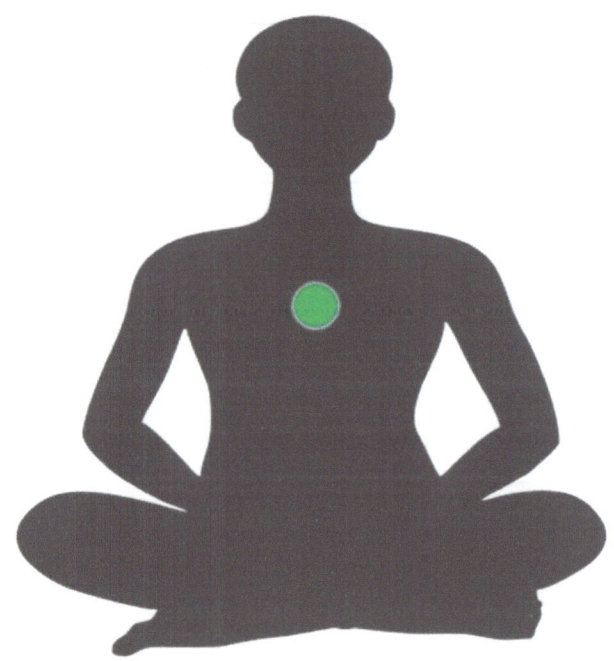

geodapr@gmail.com

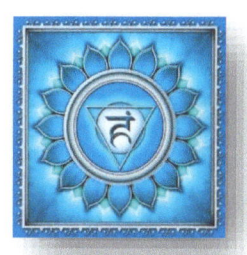
QUINTO CHACRA Se denomina VISHUDDHA o Chacra de la Garganta. Es el chacra de las elecciones sobre la libre expresión. El quinto chacra es el centro de la lucha con la elección y la capacidad de liberación de tu voluntad hacia la guía y orientación Divina, su esencia es la Fe.

Está ubicado en la garganta y controla la comunicación, nos introduce en el camino de los milagros y los misterios. El contenido energético de este chacra es el **"poder de la voluntad"**. Desde el punto de vista espiritual, el objetivo supremo es la entrega total de nuestra voluntad personal en las **"manos de lo Divino"**. Su color es el azul claro. Conexión con el cuerpo físico: Garganta, tráquea, laringe, faringe, esófago, oídos, boca, dientes, encías, cuerdas vocales, vértebras cervicales e hipotálamo. Conexión con el cuerpo mental/emocional: Problemas emocionales y mentales que se presentan durante el aprendizaje de la naturaleza del poder de la elección.

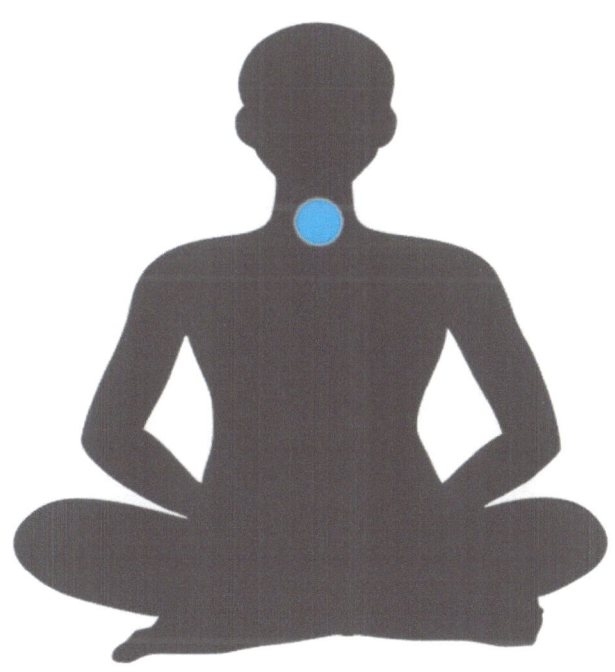

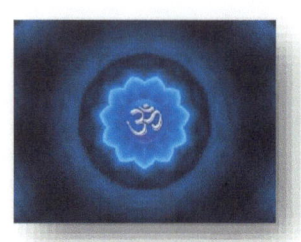

SEXTO CHACRA Se denomina AJNA o Chacra del Tercer Ojo. Es el chacra del poder mental y de las lecciones de Sabiduría. El Sexto chacra es el centro de energía de la intuición, el intelecto y el razonamiento. Se trata de nuestra capacidad mental, psicológica y nuestra habilidad en la evaluación de nuestras creencias y actitudes. En este chacra se encuentran o se conectan los principales canales energéticos. La verdad sagrada de este chacra es **"Buscar solamente la verdad"**, nos impulsa continuamente a buscar la diferencia entre verdad e ilusión. La mente se encarga de la percepción y el tomar conciencia. Su color es el azul oscuro. Conexión con el cuerpo físico: ojos, hemisferios cerebrales, sistema neurológico, sistema nervioso central, oídos y nariz. Conexión con el cuerpo mental/emocional: Une a la persona con su cuerpo mental, inteligencia y psique.

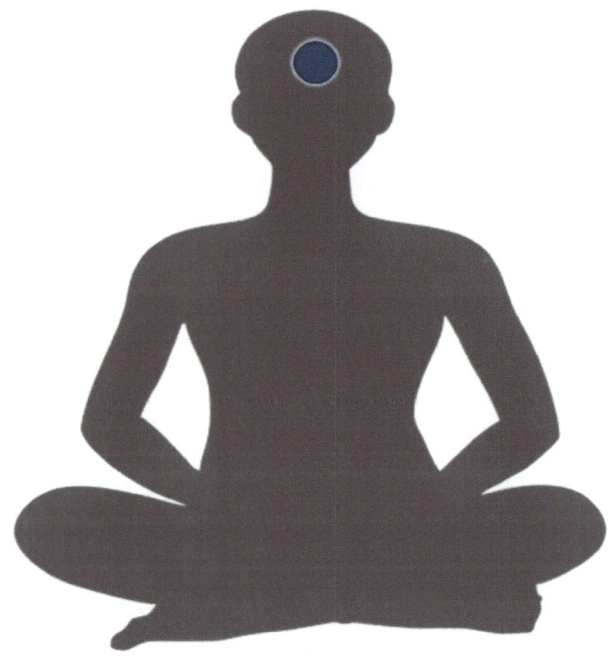

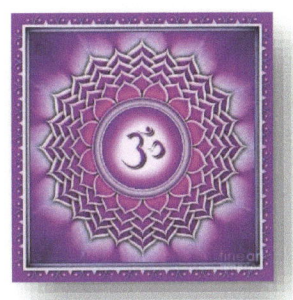

SÉPTIMO CHAKRA Se denomina SAHASRARA o Chacra Corona (o de la Coronilla). Poder Espiritual: Lecciones relacionadas a lo Divino. Su verdad sagrada es: **"Vive en el momento presente"**. El Séptimo chacra es la conexión con nuestra naturaleza espiritual y nuestra capacidad para permitir que la espiritualidad se convierta en una parte integral de nuestra vida, en todos sus niveles. Es la puerta de ingreso al camino celestial, a la energía Divina, es el núcleo energético más elevado. Nos conecta con la inspiración y la iluminación. Es el punto de entrada de la Fuerza Vital, que ingresa a nuestro sistema energético humano, proveniente del macro universo, de los planos más sutiles, allí donde ocurren los milagros y la sanación. Esta fuerza nutre todo el cuerpo, la mente y el espíritu. Rige el pensamiento armónico, el equilibrio, el desarrollo de las emociones y se relaciona con la humildad y la entrega. Su color es el violeta o el blanco. Conexión con el cuerpo físico: Cerebro-Sistema Nervioso Central, Sistema muscular y piel. Conexión con el cuerpo mental/emocional: Devoción, pensamientos inspiradores y proféticos, ideas trascendentes y espiritualidad.

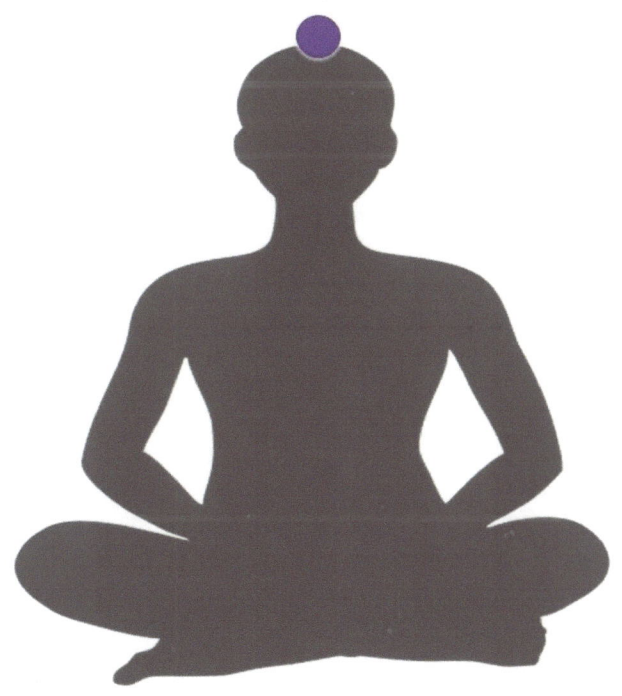

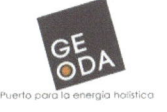

geodapr@gmail.com

SÍMBOLOS EN REIKI

Los símbolos de Reiki se consideran sagrados, porque representan un aspecto del potencial creativo del Universo. Cada símbolo actúa bajo una frecuencia diferente y particular. Deben ser memorizados y saber trazarlos de forma correcta. Estos se pueden trazar en el aire o visualizarlos para concentrar la energía que los caracteriza, a su vez se repite su nombre o mantra tres veces para potenciar su función.

Los símbolos deben ser preservados, lo que significa que no deben tomarse a la ligera. Esto no quiere decir que deban permanecer en secreto ni que otras personas los conozcan, sino que el alumno debe ser consciente de su uso.

Durante la iniciación del Primer Nivel de Reiki se sintoniza el Símbolo Cho Ku Rei en el aura del alumno de forma permanente.

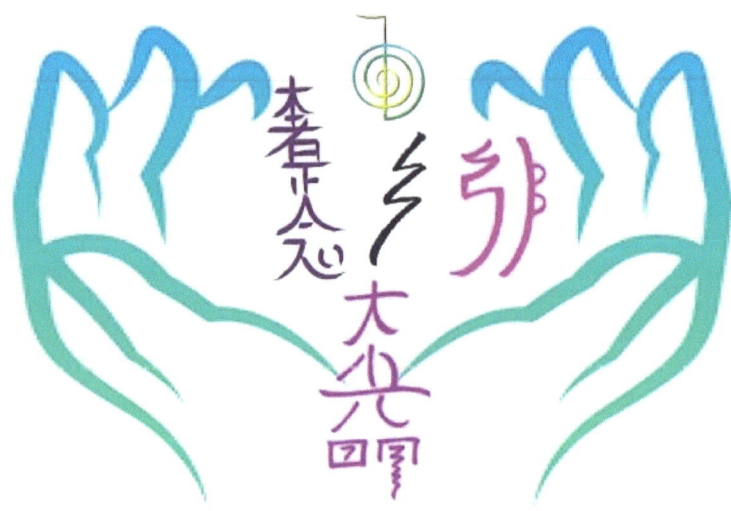

SÍMBOLO DE NIVEL I

Símbolo Número Uno: es el Símbolo de "Potenciación"

Cuando usted desee realizar alguna acción, con sólo utilizar este símbolo según ciertas reglas, puede incrementar la energía positiva. No existe ningún límite para el uso de este, ya sea para el trabajo, estudio, relajación, meditación o en cualquier otro campo que usted desee, lo puede usar libremente. Puede ser utilizado para purificar la energía y ejerce una gran fuerza sobre la energía física.

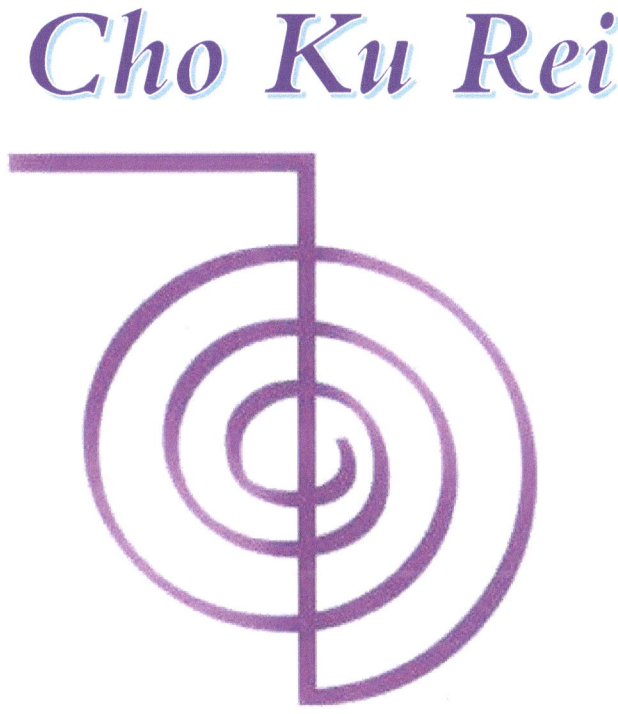

Primer Símbolo: la tierra, el encendido, fuerza.

Chacra: Raíz o Base y Sacral o sacro

Función: Activa las funciones intrínsecas de todo lo nacido en la tierra, recuperando su ritmo y equilibrio por resonancia con la energía consiente de la tierra.

Utilidades: Con él puedes llamar rápidamente a la energía Reiki (por eso lo utilizamos al momento de abrir canal).
Limpia energéticamente personas, cosas y lugares, creando una zona protegida (se puede usar cuando tenemos miedo para tranquilizarnos, para llevar energía protectora hacia un lugar o persona). Intensifica la energía, con lo que reduce el tiempo de tratamiento. Se usa sobre el paciente al principio del tratamiento para sellar y proteger durante la sesión, para que sane más rápido. Se utiliza al final para que se libren las energías densas y para concentrar la energía sobre distintas zonas afectadas. Se hace sobre los grifos o sobre cualquier salida de agua y también para concentrar energía en cualquier objeto personal.

Uso: Se traza una vez y se recita el mantra tres veces. El mantra puede hacerse en muy baja voz o mentalmente. Lo usaremos siempre que necesitemos abreviar el tratamiento, limpiar un lugar o intensificar el trabajo sobre un órgano, trazándolo varias veces y recitando el mantra sobre el punto afectado. Para limpiar un lugar podemos trazarlo desde el punto de entrada mirando hacia el interior, con ello mandaremos la energía densa a la luz. Una vez dentro, podemos trazarlo sobre cada pared, techo y suelo para proteger y sellar.

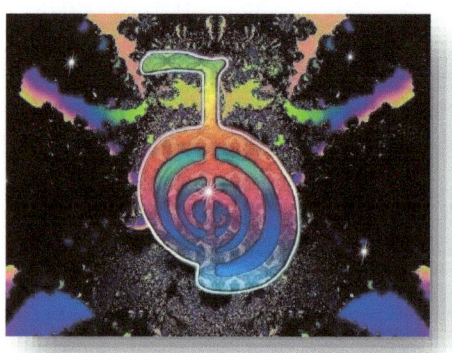

Ver video: Símbolo Cho Ku Rei
https://www.youtube.com/watch?v=8l0NVk5k-Q0&t=3s

AUTOTRATAMIENTO

Una de las ventajas principales del método de Reiki es la posibilidad de autotratarse. La persona puede aplicarse Reiki a sí mismo de la misma forma que se hace a otra persona, obteniendo los mismos resultados. Una vez sintonizado con la energía y con la capacidad de canalizar Reiki, todo lo que se pueda hacer a otra persona puede hacerse a uno mismo. Esto constituye la ventaja más provechosa de esta disciplina, ya que al no depender de nadie se dispone de una herramienta de armonización y sanación en cualquier momento y lugar.

El autotratamiento es una de las partes más importantes en el Reiki, porque antes de tratar a otros debemos aprender a tratarnos a nosotros mismos primero. Cuando logramos una verdadera limpieza de bloqueos y de energías de baja frecuencia, logramos la capacidad para guiar a los demás. Una vez que hemos sido iniciados en Reiki, nuestra frecuencia de vibración cambia, aumenta por la gran descarga energética de la iniciación. Cuando realizamos nuestro autotratamiento nos da la fuerza pura de ayudarnos y debemos mantener esa vibración y cada día aumentándola poco a poco. Debemos tener presente que Reiki no es solo un sistema de curación o sanación, sino también una herramienta de crecimiento personal.

Cuando vemos nuestro interior y podemos ver quiénes somos en realidad, podemos descubrir nuestro propósito en la vida. Estamos en el camino de la luz, cuando logramos comprender que cada día debemos seguir aprendiendo y conectando con nuestro SER. Simple y sencillamente SOY.
El autotratamiento ayuda al reikista, que acaba de entrar en contacto con esta técnica, a conocer la experiencia de sanar, siendo uno mismo el que lo experimenta. Nos ayuda a sensibilizar las manos y sentir la energía fluir, diferentes zonas de calor o frio... Al recibir una iniciación de Reiki deben hacerse 21 días de autolimpieza, por lo tanto, hay que hacer el tratamiento completo para disolver los bloqueos acumulados, eliminar toxinas e ir

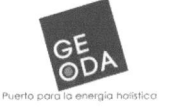

activando el canal. Debes mantener una buena disciplina, si escoges la noche para hacerte auto tratamiento, debe ser siempre en la noche. De igual manera, si escoges por el día.

Nuestra mano derecha simboliza la energía *yang* que también es conocida como activa, positiva o energía solar. Nuestra mano izquierda simboliza la energía *yin* conocida como pasiva, negativa o energía lunar. La colocación de nuestras manos, de modo que se sitúen a través del cuerpo una al lado de la otra, indica que el equilibrio yin/yang, el cual es requerido durante un tratamiento Reiki.

> Ver video: Qué es y cómo se hace un autotratamiento Reiki
> https://www.youtube.com/watch?v=yOgyP3Jlh8g

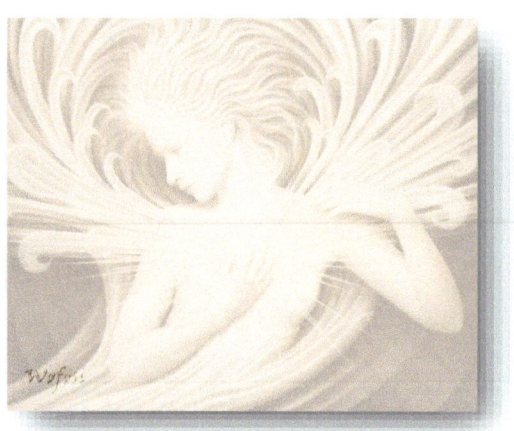

La enfermedad es el resultado no sólo de nuestros actos sino también de nuestros pensamientos. **Gandhi**

LA GLÁNDULA TIMO

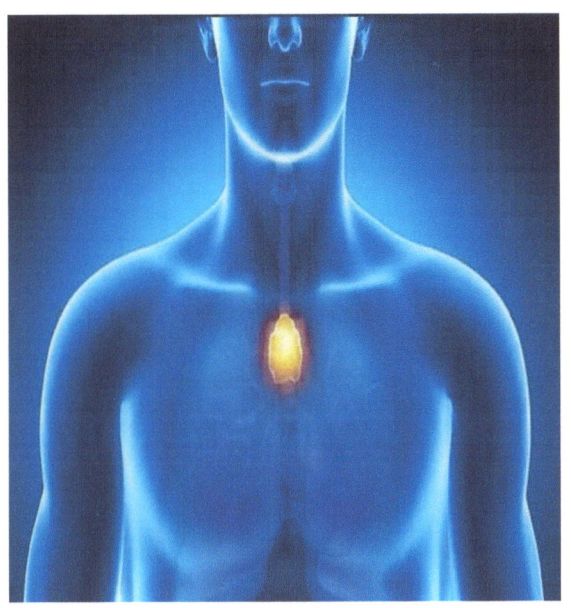

¿Qué es la glándula Timo?

Situada en el centro del pecho, justo detrás del esternón, se encuentra la glándula Timo, teniendo forma de pirámide. Se vincula con el Chacra corazón... forma parte del sistema inmunitario y se dice que el Timo es la llave de la energía vital. Su nombre en griego es *"thýmos"*, que significa energía vital. Actualmente sabemos que su buen funcionamiento es determinante para el bienestar y salud del ser humano. Se le llama **"la glándula de la felicidad"**.

Ver video: Activar el Timo con la meditación
http://www.ivoox.com/activacion-del-timo-meditacion-guiada-audios-mp3_rf_2087024_1.html

POSICIONES DE MANOS EN EL AUTOTRATAMIENTO

Es importante recordar que no debes utilizar ninguna de estas técnicas sin haber tenido una formación y práctica supervisada por un maestro Reiki experimentado. De igual manera, debes saber que es importante no tener metales, como, por ejemplo: relojes, pantallas, llaves ni celulares mientras se da el autotratamiento.

El Tiempo que debes permanecer en cada posición es aproximadamente de tres a cinco minutos, pero confía en tu intuición y mantén tus manos el tiempo que sientas que es necesario. De igual manera, puedes colocar las manos donde sientas que debes hacerlo.

PRIMERA POSICIÓN: MANOS TAPANDO LOS OJOS (CHACRA TERCER OJO)

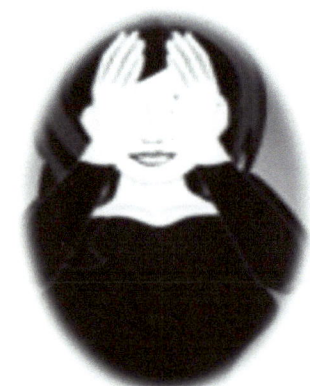

ACCIÓN SOBRE PLANO FISICO:

- Equilibra la glándula pituitaria denominada hipófisis.
- Alivia la fatiga muscular
- Aumenta los niveles de energía
- Equilibra la glándula pineal
- Actúa sobre los problemas de nariz, rinitis alérgica, congestión respiratoria, resfríos y asma
- Elimina dolores de cabeza, jaqueca y de senos frontales

ACCIÓN SOBRE PLANO EMOCIONAL:

- Reduce el estrés, alivia la ansiedad
- Proporciona relajamiento, incluso a nivel neuronal

ACCIÓN SOBRE PLANO MENTAL:

- Alivia y disminuye la confusión mental, generando equilibrio y claridad de pensamientos y de ideas.
- Permite aumentar la capacidad de concentración mental.

ACCIÓN SOBRE PLANO ESPIRITUAL:

- Equilibra el Sexto Chacra o Chacra del Tercer Ojo.
- Permite que penetremos en nuestro YO interior para estar en contacto con nuestra sabiduría.
- Nos abre hacia energías espiritualmente superiores.
- Permite perder la sensación de dualidad y alcanzar la sensación de unicidad, de ser sólo UNO con las leyes divinas.
- Ayuda a purificar la conciencia.
- Beneficia el plano de la devoción espiritual, facilitando la meditación profunda y el estado de concentración.

SEGUNDA POSICIÓN: MANOS SOBRE LA CABEZA O SINES (CHACRA CORONILLA)

ACCIÓN SOBRE PLANO FISICO:

- Equilibra ambos hemisferios cerebrales.
- Trabaja espíritu racional, analítico y lógico.
- Trata los problemas de coordinación motora.
- Actúa en las jaquecas y genera endorfinas.

ACCIÓN SOBRE PLANO EMOCIONAL:

- Alivia el estrés y la confusión.
- Ayuda con la depresión.
- Desarrolla la claridad de pensamiento y la serenidad, estimulando la rapidez de respuestas.

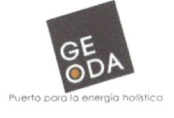

ACCIÓN SOBRE PLANO MENTAL:

- ➢ Desarrolla la memoria y la creatividad.
- ➢ Estimula una visión más clara de la vida y de los problemas.
- ➢ Trabaja con la intuición, imaginación y sabiduría.

ACCION SOBRE PLANO ESPIRITUAL:

- ➢ Expande la conciencia y la interacción con la sabiduría cósmica.
- ➢ Nos abre hacia energías espirituales superiores.

TERCERA POSICIÓN: MANOS SOBRE LOS OÍDOS

- ➢ Equilibra las glándulas pituitaria y pineal. Trabaja en forma directa con el cerebro equilibrando los lados derecho e izquierdo, incentivando la producción a la creatividad, los pensamientos y la memoria.
- ➢ Trabaja sobre la arritmia cerebral, convulsiones y aneurismas.
- ➢ Auxilia a las personas drogadas o alcoholizadas, facilitando su recuperación física.
- ➢ Elimina dolores de cabeza, jaqueca y de senos frontales.

ACCIÓN SOBRE EL PLANO EMOCIONAL:

- ➢ Reduce el estrés, alivia la ansiedad. Proporciona relajamiento, incluso a nivel neuronal.
- ➢ Elimina miedos, angustias, depresiones y todos los estados patológicos del pánico.

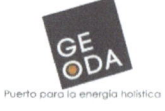

geodapr@gmail.com

ACCIÓN SOBRE PLANO MENTAL:

- Trabaja sobre enfermedades mentales tales como psicosis, neurosis y esquizofrenia.
- Desarrolla la claridad de pensamiento y la serenidad, estimulando la rapidez de respuestas.
- Estimula una visión más clara de la vida y de los problemas.

ACCIÓN SOBRE PLANO ESPIRITUAL:

- Expande la conciencia y la interacción con la sabiduría cósmica.
- Nos abre hacia energías espirituales superiores.
- Promueve el recuerdo de sueños y vivencias anteriores en lo que se denomina el Registro Akáshico.

CUARTA POSICIÓN: MANOS EN LA NUCA

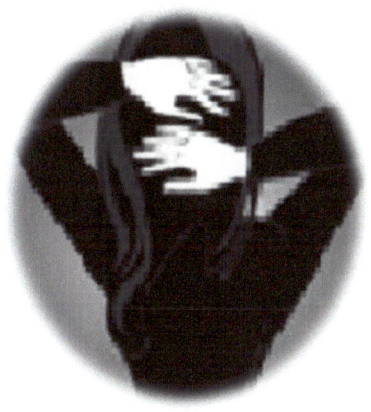

ACCIÓN SOBRE PLANO FISICO:

- Armoniza el funcionamiento de la glándula pituitaria.
- Trabaja principalmente con la médula y con el cerebro, armonizando sus funciones.
- Disminuye la tensión del cuello y relaja la parte superior de las vértebras cervicales.
- Regula el sueño, evita el insomnio o la dificultad para despertarse.
- Trabaja sobre el lóbulo occipital donde se localizan los centros de la visión.
- Regula el peso corporal y el exceso de apetito
- Actúa en problemas del habla y tartamudez
- Alivia los dolores de cabeza en la base del cráneo
- Trabaja sobre la coordinación del equilibrio

- Trabaja sobre personas que están en estado de conmoción por un accidente, en coma o desmayadas.
- Trabaja sobre cualquier vicio o adicción, disminuyendo su compulsión.

ACCIÓN SOBRE PLANO EMOCIONAL:

- Desarrolla el bienestar, relajamiento y tranquilidad de los pensamientos. Disminuye el estrés, las depresiones, irritaciones, preocupaciones, temores, y traumas.

ACCIÓN SOBRE PLANO MENTAL:

- Otorga claridad de pensamientos e ideas.
- Promueve la serenidad y la creatividad.

ACCIÓN SOBRE PLANO ESPIRITUAL:

- Trabaja sobre el Sexto Chacra, en su parte posterior. Ayuda a la apertura del Tercer Ojo.
- Expande la receptividad de energías de frecuencias superiores.
- Propicia el recuerdo de vivencias pasadas.

QUINTA POSICIÓN: MANOS ABRAZANDO EL CUELLO (CHACRA GARGANTA)

ACCIÓN SOBRE PLANO FISICO:

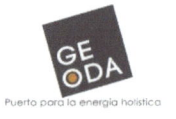

- Trabaja con la glándula tiroides, que se encarga de regular el metabolismo y el crecimiento y está ubicada en el tercio inferior del cuello.
- Trabaja con las glándulas paratiroides situadas a ambos lados de la tiroides, cuya acción es regular los niveles de calcio en el organismo, contribuyendo al control del tono muscular.
- Trabaja sobre los maxilares, mandíbulas, amígdalas, garganta y faringe. Actúa sobre las glándulas salivales.

ACCIÓN SOBRE PLANO FISICO:
- Desarrolla la autoestima y la autoconfianza
- Trabaja neutralizando los sentimientos como la hostilidad, resentimiento, ira, nerviosismo, y miedo al fracaso.

ACCIÓN SOBRE PLANO MENTAL:
- Desarrolla la calma, relajamiento, disminución del sentido crítico destructivo, bienestar, claridad, estabilidad mental, tranquilidad y placer de vivir.

ACCIÓN SOBRE PLANO ESPIRITUAL:
- Actúa principalmente sobre el Quinto Chacra
- Ayuda a mantener una sintonía con la espiritualidad de forma más creativa y sincera.

SEXTA POSICIÓN: MANOS APOYADAS SOBRE EL PECHO
ACCIÓN SOBRE PLANO FISICO (CHACRA CORAZÓN)

- Trabaja con el corazón, circulación sanguínea, venas y arterias que salen del corazón.
- Armoniza los pulmones en la parte superior y las funciones de los bronquios.
- Cubre parte de las disfunciones de la tráquea. Ayuda en el drenaje linfático.
- Equilibra el timo que en la infancia desempeña funciones primordiales endócrinas a inmunológicas. En el adulto, si bien su acción fisiológica es menor, sigue cumpliendo un rol fundamental en la inmunología orgánica.

ACCIÓN SOBRE PLANO EMOCIONAL:
- Esta zona es el centro energético emocional del cuerpo y si se encuentra equilibrada controla eficazmente el envejecimiento, evitando el deterioro celular y orgánico.

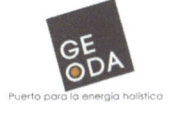
geodapr@gmail.com

- Actúa sobre los sentimientos de ira, celos, amargura y hostilidad.
- Reduce el estrés.
- Desarrolla la felicidad, autoconfianza, placer de vivir, relajamiento y calma para afrontar los problemas cotidianos.

ACCIÓN SOBRE PLANO MENTAL:
- Centralización
- Tranquilidad
- Relajamiento y calma para afrontar los problemas cotidianos.
- Desarrolla la serenidad.

ACCIÓN SOBRE PLANO ESPIRITUAL:
- Equilibra el cuarto chacra denominado Cardíaco.
- Desarrolla el Amor Incondicional a los semejantes, a todos los seres vivos y al planeta Tierra.

SEPTIMA POSICIÓN: MANOS APOYADAS DEBAJO DEL DIAFRAGMA (CHACRA PLEXO SOLAR)

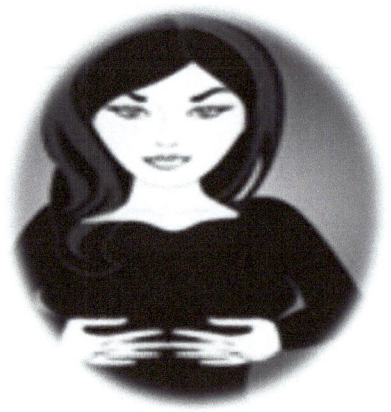

ACCIÓN SOBRE PLANO FISICO:
- Equilibra las funciones del hígado, estómago, diafragma, vesícula biliar, bazo y páncreas.

ACCIÓN SOBRE PLANO EMOCIONAL:
- Alivia el estrés.
- Genera relajamiento, seguridad y sentimientos de satisfacción.
- Posición importante para períodos de cambios bruscos de vida, haciendo que aceptemos ideas diferentes.

ACCIÓN SOBRE PLANO MENTAL:
- Genera centralización en la personalidad, calma, serenidad, relajamiento y claridad.
- Cuando esto sucede, la mente relajada facilita el proceso de digestión.

ACCIÓN SOBRE PLANO ESPIRITUAL:
- Genera la capacidad de convivir con otras personas.
  - Equilibra el chacra del Plexo Solar, aumentando nuestra resignación y gratitud hacia lo que se ES y hacia lo que se TIENE.

OCTAVA POSICIÓN: MANOS APOYADAS SOBRE EL ABDOMEN (CHACRA SACRAL)

ACCIÓN SOBRE PLANO FISICO:
- Trabaja equilibrando las funciones del páncreas, vejiga, sistema reproductor, intestino delgado, duodeno y colon, parte inferior del hígado, bazo y vesícula biliar.

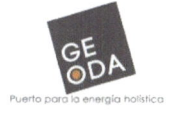

ACCIÓN SOBRE PLANO EMOCIONAL:
- Reduce el estrés, histeria, frustraciones, ansiedad, miedos, depresión, amargura y represión de los sentimientos.
- Mejora la autoestima y la auto-confianza.

ACCIÓN SOBRE PLANO MENTAL:
- Disminuye la confusión mental.
- Disminuye el desequilibrio.

ACCIÓN SOBRE PLANO ESPIRITUAL:
- Equilibra el segundo chacra denominado sexual.

NOVENA POSICIÓN: MANOS APOYADAS EN LA ZONA PELVIS (CHACRA BASE)

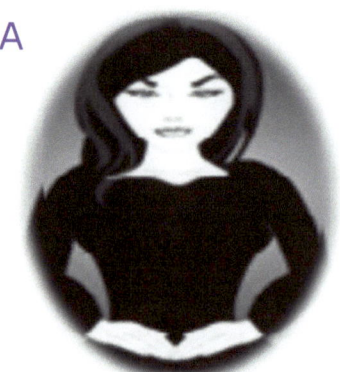

ACCIÓN SOBRE PLANO FISICO:
- Trabaja sobre la vesícula, intestinos, ovarios, útero, próstata, vagina y energía sexual.

ACCIÓN SOBRE PLANO EMOCIONAL:
- Desarrolla respuestas emocionales saludables ante la vida sexual destruyendo patrones y pensamientos rígidos relacionados con la sexualidad.
- Reduce la ansiedad, nerviosismo y pánico.

ACCIÓN SOBRE PLANO MENTAL:
- Promueve la creatividad, mejorando la flexibilidad y la capacidad de adaptación.

ACCIÓN SOBRE PLANO ESPIRITUAL:
- Equilibra el primer chacra básico que es nuestra conexión con la Tierra, nuestro sentimiento de arraigo, necesidad de subsistencia y supervivencia básicas.

LA **DECIMA Y, UNDÉCIMA** POSICIÓN BÁSICA DE LA PARTE POSTERIOR (ESPALDA) SON CON LAS MISMAS POSICIONES DE LA PARTE FRONTAL DEL CUERPO. EN LA **DUODÉCIMA** POSICIÓN, CADA MANO EN UNA RODILLA.

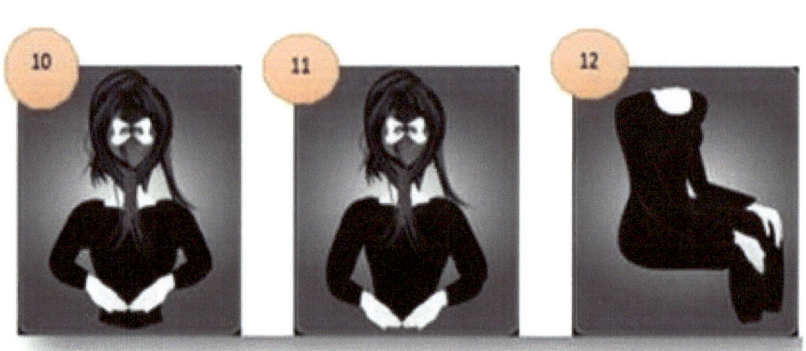

TRECEAVA POSICIÓN: MANO DERECHA SOBRE EMPEINE Y LA MANO IZQUIERDA SOBRE PLANTA DE LOS PIES

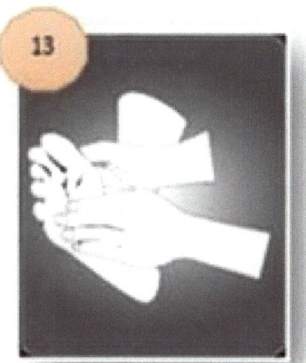

Esta posición actúa sobre el sistema linfático, sangre, circulación, presión sanguínea, diafragma, senos, ovarios, cadera y hombros. Armoniza el cuerpo etéreo, mental, emocional y espiritual. Puedes también hacer esta posición para la planta de los pies apoyando las palmas de las manos en el arco del pie. En esta posición se trabaja sobre las glándulas y órganos del cuerpo.

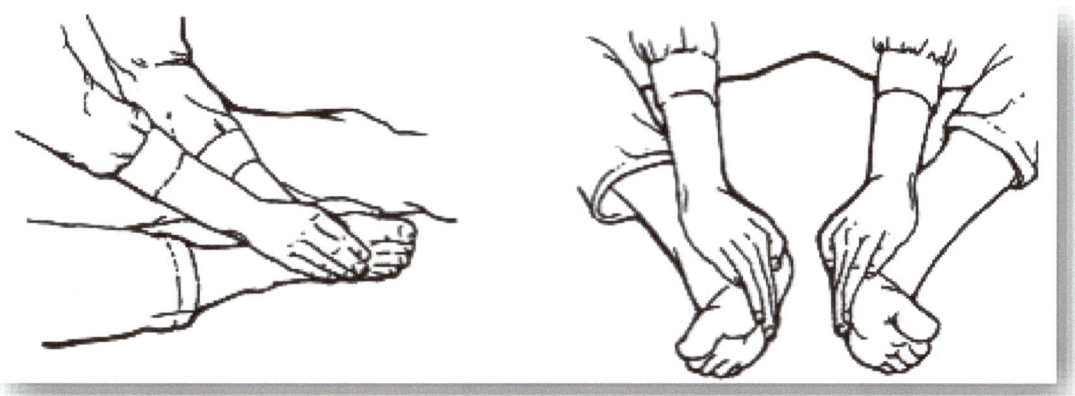

Ver videos de autotratamiento:
https://www.youtube.com/watch?v=ZB3_XAMsnFc

https://www.youtube.com/watch?v=0u7UCX8zcx0

geodapr@gmail.com

¿COMO DEBE SER UNA SESIÓN DE AUTOTRATAMIENTO?

Uno de los beneficios más importantes y extraordinarios del Reiki es que nos permite sanarnos a nosotros mismos. ¿Cómo lo haces? Aquí te daremos una guía, para cuando vayas a practicarlo.

Busca un lugar tranquilo, donde la armonía y el silencio sean tus compañeros.

Puedes poner música de relajación o música con campanillas que marquen el tiempo, puesto que debes permanecer en cada posición durante tres minutos o el tiempo que consideres necesario.

Enciende una vela o incienso de tu preferencia.

Puedes estar sentado, tumbado en el piso o acostado en tu cama.

Viste ropa cómoda.

Antes de comenzar a hacer el autotratamiento o cualquier tratamiento Reiki, nos lavamos bien las manos, realizamos una meditación de tres minutos aproximadamente y pedimos que la energía Reiki fluya a través de nuestras manos, pedimos asistencia de nuestros guías de luz.

¿CÓMO ABRIR CANAL Y CÓMO CERRARLO?

Ya nos encontramos en una posición cómoda y el espacio está ambientado, las manos en posición Gassho (manos juntas a la altura del pecho, en posición de oración).

Decir textualmente en voz baja o para nuestros adentros: "Pido permiso al Universo para ser un canal por el que pase la energía sanadora y amorosa. Con la asistencia y protección de..." (Ángeles o alguno en particular, arcángeles o algún ser de luz, todo depende en quién creamos, sino, no es necesario y sólo decimos con tu asistencia y protección).

Luego de abrir canal, trazar en el aire el símbolo CHO-KU-REI frente a ti, SIEMPRE. Decimos su mantra tres (3) veces: CHO-KU-REI, CHO-KU-REI, CHO-KU-REI. De esa forma estamos abriendo la puerta de la Energía Universal, ayudando a que todas esas energías densas abandonen nuestro cuerpo y sean enviadas al Universo para ser recicladas.

Una vez trazado el símbolo, comenzamos con la primera posición de Reiki. Si has decidido utilizar una música que marque el tiempo de los tres minutos, la campanilla indicará el cambio para cada posición. De esta manera continuarás así hasta la última posición.

Al finalizar la sesión, hacer símbolo CHO-KU-REI frente a ti, SIEMPRE. Decimos su mantra tres (3) veces: CHO-KU-REI, CHO-KU-REI, CHO-KU-REI. Luego frotarnos las manos (como limpiándolas) y colocar las manos en posición Gassho para dar las gracias al Universo por prestarnos su energía.

Ya cerrado el canal, debes mantenerte tomando agua todo el día. Recuerda lavarte las manos una vez finalizado el autotratamiento

Este es el proceso que estarás realizando por 21 días en este Primer Nivel y siempre que te realices autotratamiento.

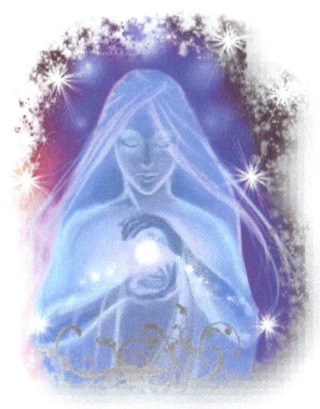

¡La energía está en todos, siéntela vívela!

La mejor forma es cargarse diariamente de energía positiva para hacer frente a las situaciones de la vida. Este es uno de los dones más preciosos del REIKI... es como ponerse un abrigo cuando tenemos frío.

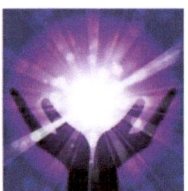

CÓMO TRAZAR EL SÍMBOLO
CHO-KU-REI

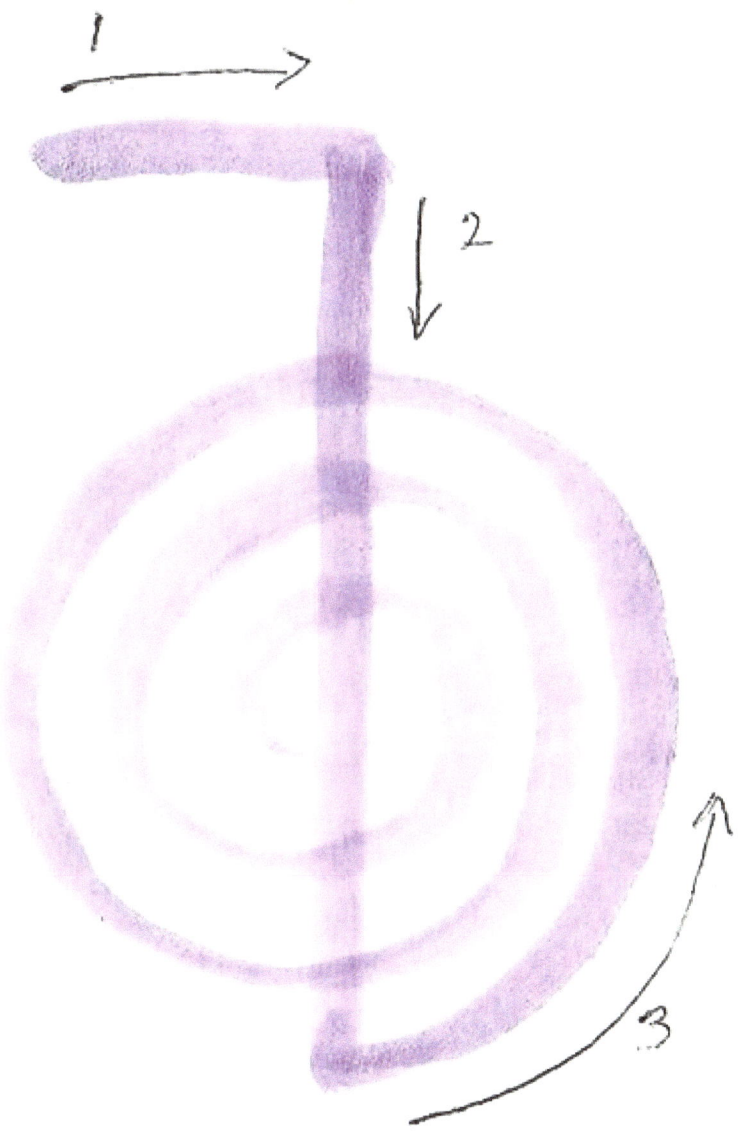

Práctica de Símbolos Nivel I

geodapr@gmail.com

Comprobación de conocimientos Nivel I

Esta comprobación no es una competencia. No tienes por qué sentirte presionado, tú mismo lo vas a corregir y sabrás qué aspectos debes seguir repasando, si fuera el caso. Sé fiel a tus principios, no te engañes a ti mismo.

1. Mikao Usui fue:

   A. Sacerdote Hindú
   B. Medico chino
   C. Redescubridor del **Reiki**

2. El chacra que nos ancla a la tierra es:

   A. El Chacra de los pies
   B. El Chacra Base
   C. El Chacra Coronilla

3. Los Principios del Reiki:

   A. Son algo histórico
   B. Son leyes japonesas
   C. Son guías de ética

4. La práctica de Reiki:

   A. Es algo completamente religioso
   B. No tiene que ver con ninguna religión
   C. Es para los que no tienen creencias religiosas

5. La iniciación:

   A. Se pierde cuando no se usa
   B. Se desbloquea de nuestras manos
   C. Es permanente para toda vida

6. Es importante realizar el auto-tratamiento:

   A. Cada lunes, miércoles, viernes
   B. Los primeros 21 días después de la iniciación
   C. Cuando sea necesario

7. En una auto-sesión:

   A. Debes enfocarte en situaciones traumáticas
   B. Colocas las manos donde sientes que debes hacerlo
   C. Si no sintoniza la dejas para otro momento

8. Un practicante de **Reiki**:

   A. Receta tratamiento
   B. Presenta su disciplina como complementaria
   C. Diagnostica

9. El Nivel I es apropiado para:

   A. Tratar desordenes y malestares físicos
   B. Interpretar sueños y leer la mano
   C. Sanar traumas emocionales

10. Luego de terminar Nivel I debemos:

   A. Comenzar inmediatamente Nivel II
   B. Practicar mucho para estar mejor preparados
   C. Tomar un periodo de descanso

11. En el primer nivel de **Reiki**, aprendimos que:

   A. Son 4 chacras
   B. Son 17 chacras
   C. Son 7 chacras

12. Los símbolos utilizados en **Reiki**:

    A. Son considerados públicos
    B. Son amuletos de buena suerte
    C. Son enseñados para utilizarlos en las sesiones

13. Cuando te vas aplicando **Reiki**:

    A. Se te presentan visiones de seres de luz
    B. Es posible que se manifiesten causas profundas
    C. Te sientes más liviano

14. Quienes pueden recibir **Reiki**:

    A. Solo adultos, plantas, animales
    B. Solo enfermos crónicos.
    C. Niños, adultos, plantas, animales...

15. Quienes pueden dar **Reiki**:

    A. Solo mujeres adultas
    B. Solo los adultos con más frecuencia.
    C. Todos pueden ser un canal

16. Menciona los Principios del **Reiki**:

1. _____
2. _____
3. _____
4. _____
5. _____
6. _____

17. Menciona cuatro posiciones de autotratamiento

1. _____
2. _____
3. _____
4. _____

18. Menciona 3 formas de meditación:

1. _____
2. _____
3. _____

19. Escribe el nombre del primer símbolo aprendido:

1. _____

20. Menciona el nombre del Chacra 1 y del Chacra 7:

1. _____
2. _____

INICIACIÓN DE REIKI NIVEL I

Con la armonización, las manos irradian vibraciones que fluyen por puntos o centros energéticos. En la Sintonización realizada por tu Sensei, se activan los Chacras Superiores, haciendo que la vibración aumente, pasando a niveles más elevados de frecuencia. En la iniciación se avanza sobre los planos de conciencia, impulsando a nuestros centros energéticos a ascender desde el Plexo Solar hacia el Chacra del Corazón. Luego del Proceso de Iniciación, pasamos a integrar un árbol o linaje de maestros vinculados con la energía Reiki desde Sensei Usui.

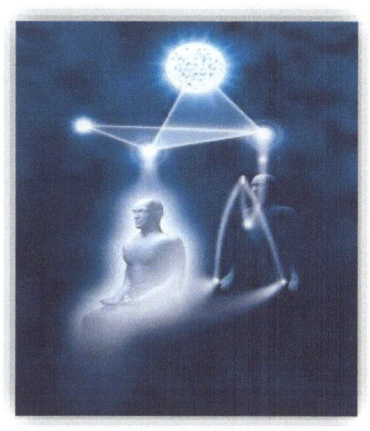

Ver video: Iniciación de Reiki
https://www.youtube.com/watch?v=-1_OzBdDTr0

Estás preparado para recibir la iniciación de Reiki Nivel I. Debes ponerte en contacto con tu Sensei para coordinar los pasos a seguir durante este proceso de transformación. Si estás tomando el curso a distancia, puedes escribirnos a geodapr@gmail.com para indicarte la plataforma por la que se estará enviando la sintonización a distancia.

INSTRUCCIONES PARA LA MEDITACIÓN DE NIVEL I

- ✓ Esta meditación debe ser en un ambiente armonioso y tranquilo.
- ✓ Puedes colocarte en la posición que te sea más cómoda para meditar, sentado o acostado.
- ✓ Esta meditación se hará por 21 días después de la iniciación de Nivel I. Es importante comenzar el autotratamiento inmediatamente después de la iniciación.
- ✓ No podrás pasar al Nivel II de **Reiki** sin hacer esta meditación.
- ✓ Todas las meditaciones deben comenzar pidiendo que tus guías te asistan.
- ✓ Siempre debes dar gracias por la energía vital recibida, al terminar.
- ✓ Sigue todas las instrucciones y disfruta la meditación de Nivel I.
- ✓ Recuerda que existen varias formas con las que se puede meditar.
- ✓ Las meditaciones guiadas aparecen en el canal de YouTube Geoda. Debes buscar la de este Nivel I.

https://www.youtube.com/watch?v=dlRwV0W_9jY&list=PLz5t6MweEb0ymrxWheyL6YA7HuMrMJFfL

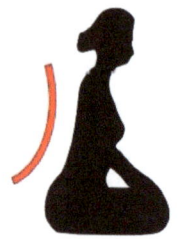
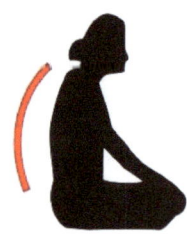
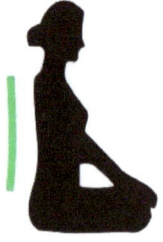

Postura incorrecta   Postura incorrecta   Postura correcta

geodapr@gmail.com

RÉCORD DE PRACTICA NIVEL I

	Fecha	Autotratamiento Guiado (5)		Autotratamiento	
1		Si○	No○	Si○	No○
2		Si○	No○	Si○	No○
3		Si○	No○	Si○	No○
4		Si○	No○	Si○	No○
5		Si○	No○	Si○	No○
6		Si○	No○	Si○	No○
7		Si○	No○	Si○	No○
8		Si○	No○	Si○	No○
9		Si○	No○	Si○	No○
10		Si○	No○	Si○	No○
11		Si○	No○	Si○	No○
12		Si○	No○	Si○	No○
13		Si○	No○	Si○	No○
14		Si○	No○	Si○	No○
15		Si○	No○	Si○	No○
16		Si○	No○	Si○	No○
17		Si○	No○	Si○	No○
18		Si○	No○	Si○	No○
19		Si○	No○	Si○	No○
20		Si○	No○	Si○	No○
21		Si○	No○	Si○	No○
Total					

geodapr@gmail.com

Meditaciones Guiadas de Nivel I

#	Fecha
1	
2	
3	
4	
5	
6	
7	
8	
9	
10	

Completado: Si ●   No ●

Una vez completadas estas tablas, favor enviarlas a
geodapr@gmail.com

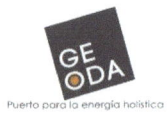

geodapr@gmail.com

SENSACIONES PARA DISCUTIR CON TU MAESTRO DE REIKI

A continuación, puedes escribir todas las sensaciones que experimentes a través de los 21 días de autotratamiento, así como también los puntos importantes que quieras mencionarle a tu Sensei.

_____
_____
_____
_____
_____
_____
_____
_____
_____
_____
_____
_____
_____
_____
_____
_____
_____
_____
_____
_____
_____
_____
_____
_____
_____
_____
_____
_____
_____

geodapr@gmail.com

ANEJOS NIVEL I

geodapr@gmail.com

ANEJO 1
¿Qué sucede cuando comenzamos un cambio de energía y elevación de la frecuencia vibratoria?

¿Qué síntomas y malestares se pueden presentar en nosotros?

Nosotros los seres humanos nos vemos afectados por el proceso de transmutación y renovación energética que está ocurriendo en el planeta. La elevación de la frecuencia vibratoria de nuestro cuerpo físico y energético nos produce una serie de síntomas, malestares e incomodidades.

Los átomos, electrones y demás partículas que forman la materia de nuestros sistemas biológicos han elevado su frecuencia vibratoria, así como los procesos puramente eléctricos como el pensamiento, la memoria, las sensaciones, emociones y sentimientos se verán seriamente afectados en este período.

Los chacras o centros energéticos son los encargados del intercambio energético y se relacionan con el cuerpo físico a través de las glándulas, cumpliendo un papel fundamental en este proceso de reajuste y elevación de la frecuencia vibratoria.

A continuación, una lista de síntomas que pueden aparecer durante el proceso de despertar y reajuste a esta nueva energía y las manifestaciones de su cuerpo energético y físico a estos cambios de frecuencia vibratoria y el reajuste.

SI TIENE DUDAS CON LO QUE SE SIENTE ACUDA A UN MÉDICO Y HÁGASE CHEQUEAR ASÍ QUEDARÁ TRANQUILO.

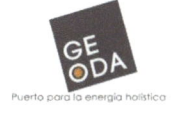

geodapr@gmail.com

SINTOMAS DEL REAJUSTE VIBRACIONAL

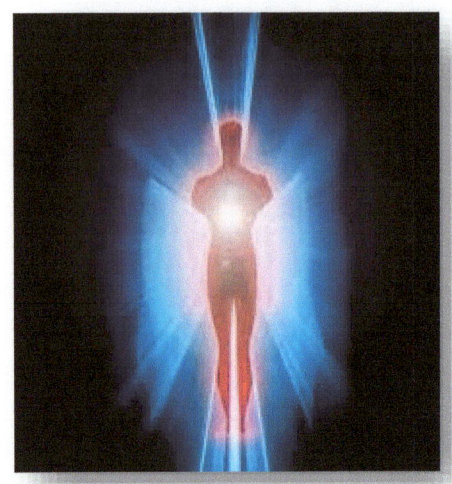

➢ Una mente acelerada y ansiedad. La sensación de que no hay suficiente tiempo y de ser empujado a lo largo de su propio camino.

➢ Una mente inflexible y una sensación de no sentir, una desconexión de las emociones propias.

➢ Una mente abierta pero abrumadoramente rebosante de emoción espontánea. Una sensación de cambio inmenso y ninguna sensación de control de tu realidad o de conocer la dirección hacia dónde vas.

➢ Inconformidad con las cosas, la vida y el mundo. Sentimos que las cosas están mal, así que debe haber otra forma mejor de hacerlas.

➢ Cambios en el patrón de sueños y tener sueños repetitivos, soñar siempre con lo mismo.

➢ Amanecer cansado igual o más cansados que cuando nos acostamos.

➢ Caer en un estado de semiinconsciencia, ni dormido ni despierto que puede durar horas o días.

➢ Palpitaciones frecuentes que nos hacen pensar que tenemos un problema cardíaco.

➢ Sensación de hueco en el corazón, de estaca o de tarugo clavado en el centro del pecho. Falta de corazón, insensibilidad total, ante todo, que nada nos importa y no podemos sentir nada por nadie ni por nada, desapego total.

- Sensación de ahogo, falta de aire.

- Gripes y síntomas respiratorios frecuentes, crisis de asma y aumento de las alergias respiratorias.

- Erizamientos en partes del cuerpo.

- Olas de energías que nos recorren en ambos sentidos.

- Calor o frío intenso.

- Corrientes circulando por nuestro cuerpo y saliendo por las manos de manera intensa (corrientazos cuando tocamos algo o a alguien).

- Calor, hormigueo o entumecimiento de las manos.

- Pérdida brusca de la visión, visión borrosa, un día ves bien y otro mal.

- Fuego o arenilla en los ojos o visualizaciones de espejismos o arcos de luz y figuras geométricas brillantes.

- Sentir presencias cercanas a nosotros, sombras o seres que vemos cruzar nuestro campo visual periférico.

- Aumento del interés por temas espirituales.

- Sentir la necesidad de estar en contacto con la tierra, el mar, los árboles y los animales.

- Diarreas frecuentes, que no mejoran con tratamiento alguno y no guardan relación con los alimentos.

- Aumento en la ingestión de agua.

- Mareos, perdida de equilibrio, dificultad para medir la distancia a los objetos, caídas frecuentes.

- Dolores de cabeza frecuentes, sensación de opresión como si lo tuvieran agarrado por la cabeza.

- Picazón en distintas partes del cuerpo.

- Pérdida de la memoria, no poder recordar con exactitud lo que hizo hace un momento o lo que hizo ayer.

- Sensación de ser una persona nueva, diferente y única cada día, que las cosas según las conoció no volverán a ser.

- Desorientación, no saber la dirección de algún lugar al que está acostumbrado a ir o vagar sin rumbo alguno, sintiendo que no llega a ningún lado.

- Sensación de estar en más de un lugar al mismo tiempo.

- Sentir que partes de tu cuerpo vibran intensamente o los objetos que se ponen en contacto con su cuerpo.

- Dolor de espalda, en las piernas y los pies, las grandes articulaciones, dolores que emigran de un lugar a otro o bajan por una extremidad o parte del cuerpo.

- Sensación de peso y hormigueo en los pies.

- Aparición de coincidencias significativas. Ej. Piensa o habla de alguien y cuando sale a la calle lo ve o lo llama por teléfono. Piensa en algo que necesita y lo consigue fácilmente o se lo regalan.

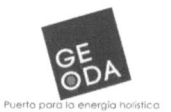

geodapr@gmail.com

- Aumento de su dialogo interior, en ocasiones se descubrirá hablando consigo mismo.

- Sensibilidad por causas ecológicas, ambientales o calamidades humanas se verá incrementada.

- Desprenderse de conceptos, tradiciones, patrones y costumbres que le fueron inculcados por su familia y durante su proceso de educación en la cultura a la que pertenece.

- Sentir en la mañana al levantarse una tremenda angustia, levantarse con la sensación de que algo grade va a ocurrir.

- Llorar sin un motivo solo porque tienes deseos.

- Cambios en sus preferencias y prioridades, de pronto las cosas materiales cambian de significado, ahora todo es más simple y siente que tiene todo lo que necesita.

- Cambios en la manera de disfrutar o pasar el tiempo libre, si antes le gustaba beber e ir a fiestas ahora verá que eso ya no lo hace feliz.

- Cambios de sus hábitos y costumbres. Romper rutinas y no poder hacer lo mismo cada día.

- Aparición de erupciones o estigmas en la piel sin explicación.

- Sentir que se desdobla, que abandona su cuerpo físico, flota en su habitación o sale de ella mirándose dormir en la cama y que puede ver el mundo sin abrir los ojos.

- Siente que se comunica con las personas sin usar el lenguaje, solo piensa en algo y su hijo o amigo o la persona que esté cerca de usted habla de lo que pensó o se lo da, comienza a tararear una canción en su mente y otro comienza a cantarla.

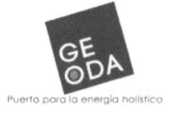

- Aumento de su percepción extrasensorial, sabe lo que los demás quieren o piensan.

- Necesidad de pasar tiempo solo, consigo mismo sin que nada ni nadie lo moleste.

- Siente la necesidad de hacer cambios en sus relaciones y patrones de vida, los actuales ya no lo hacen feliz.

Podemos hacer muchas cosas para mejorar estas manifestaciones que derivan del cambio de energía y el consecuente aumento de la frecuencia vibratoria.

Los maestros que nos guían en este proceso nos han dado una serie de herramientas que nos ayudan a transitar por este proceso de la mejor manera posible, pero de forma general nos hará mucho bien no resistirnos al proceso, aceptarlo, pasar tiempo solos con nosotros mismos, buscar el contacto con la tierra y la naturaleza, respirar y meditar un tiempo cada día…

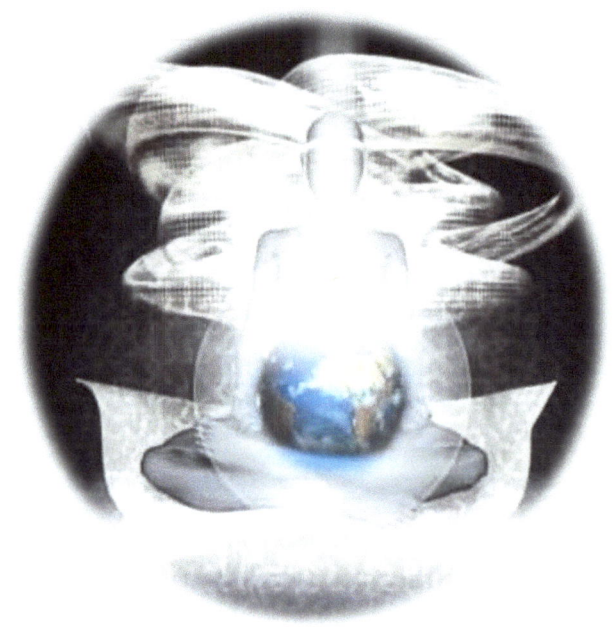

ANEJO 2

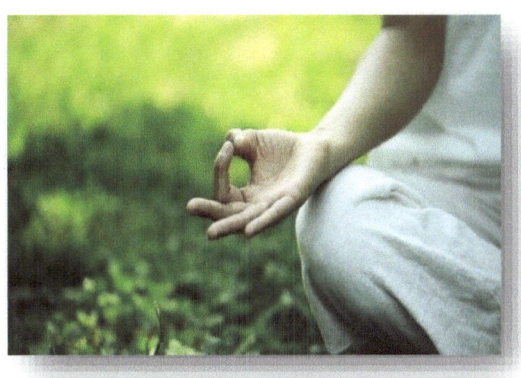

LA MEDITACIÓN ES LA CLAVE DE TODO…

¡Solo disfruta el momento!

La gente a menudo me pregunta ¿cuál es la mejor manera de meditar? Yo le contesto que no hay una mejor manera. Desde mi experiencia he encontrado que cualquier meditación que te ayude a conectarte con tu YO interior es beneficiosa. Su esencia es lo que tú eres, pero debido al condicionamiento social, genético y carismático, muchos de nosotros hemos olvidado cómo conectarnos con nuestro verdadero origen, nuestra esencia.

He aprendido y practicado muchas formas de meditación. Sin embargo, las meditaciones más poderosas han ocurrido con mucha frecuencia cuando me he conectado con el corazón.

La meditación no se trata de control, es exactamente lo contrario. Cuanto más se intenta controlar la vida, las personas y las situaciones que nos rodean, menos seremos capaces de oír la voz de la conciencia o de sentir paz en nuestras vidas.

DIFERENTES MEDITACIONES

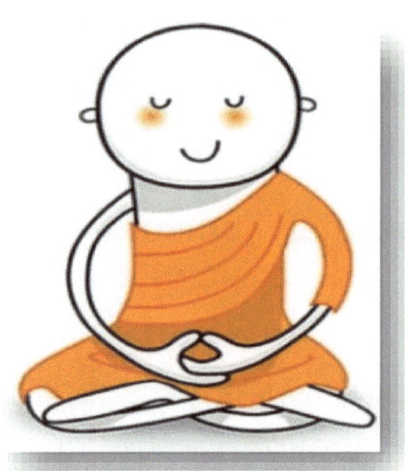

MEDITACIÓN COMPLETA DE LA MENTE:
Esta meditación busca mantener la mente totalmente enfocada en el momento presente. La tendencia mental de viajar al pasado o al futuro nos quita la posibilidad de vivir la infinitud del momento presente. La mente humana es una de las herramientas más poderosas que existen, pero la falta de conocimiento sobre cómo utilizarla nos vuelve prisioneros de los propios pensamientos. En la meditación budista se practica la observación de sí mismo y de las actividades de la mente para aprender a no identificarse con ese torbellino que le quita el gozo a la vida en el presente. Su técnica es sencilla: consiste en mantener la atención en la respiración, situándote en el aquí y ahora, disfrutando el eterno presente.

MEDITACIÓN ZAZEN:

La meditación Zazen pertenece al budismo zen y significa, en japonés, "sentado en concentración". Se busca vivir la experiencia del vacío, alcanzar un estado de contemplación profunda de la realidad y desapegarse del mundo material. La columna vertebral debe estar derecha, la pelvis ligeramente hacia delante, los ojos abiertos, generalmente mirando una pared blanca, los hombros relajados y las manos sobre el regazo formando el mudra de la sabiduría: una sobre otra, los dedos juntos y los pulgares tocándose las puntas. La técnica consiste en hacer foco en la respiración e ir contabilizando cada una. Si surge alguna distracción, deberías volver a comenzar la cuenta. Se necesita una firme y total determinación para estar presente, dejando ir cualquier pensamiento.

MEDITACIÓN TRASCENDENTAL:

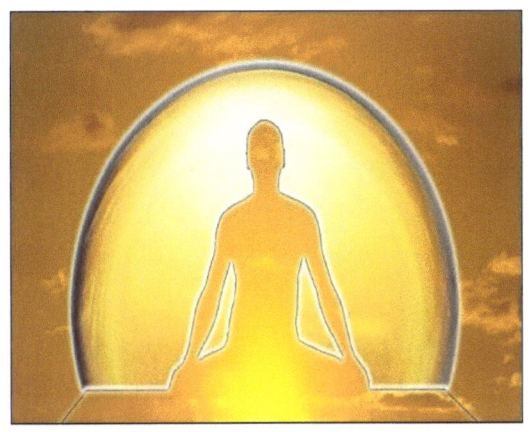

Su práctica consiste en sentarse con la columna derecha, respirar tranquilamente durante dos minutos para relajar el cuerpo y comenzar a repetir un mantra sagrado. Puedes acompañar esta meditación con una música suave. Se aconseja realizarla dos veces al día, una por la mañana y otra por la tarde. Durante la práctica, aparecen imágenes mentales (pueden ser recuerdos o proyecciones a futuro) sobre las cuales se medita, intentando observarlas objetivamente. Si bien esta práctica no pertenece a religión alguna, se dice que la repetición de mantras acerca a la persona a los guías espirituales.

MEDITACIÓN PENETRANTE:

Vipassana significa "ver las cosas como realmente son". Es una de las técnicas más antiguas de la India. Busca erradicar las impurezas mentales y alcanzar un estado de gozo supremo, de liberación, una curación para el sufrimiento humano. Su base es la auto-observación y la práctica posee varios estadios. El primer paso es abstenerse de robar, matar, mentir, intoxicarse y tener actividad sexual. Luego, se aprende a sostener la atención en las fosas nasales, en la realidad del cambiante flujo de la respiración. En tercer lugar, se busca observar las sensaciones del cuerpo, comprender su naturaleza y aprender a no luchar con ella. Finalmente se practica el amor benevolente y la compasión hacia todos los seres.

MEDITACIÓN KABBALAH:

Su estructura es una fórmula de 42 letras, compuesta de siete oraciones con seis palabras sagradas cada una. Cada oración corresponde a los días de la semana, a los siete arcángeles y a un cuerpo celeste en particular. Meditando sobre los nombres de Dios se busca la conexión con la época de la Creación, con esa energía impoluta que dio origen y trasciende la mente humana. Esta oración se repite tres veces al día y en momentos de gran angustia o temor. Existen otras meditaciones de la misma tradición, todas tienen por finalidad alcanzar un estado de ser que permita estar presente, mantener la alegría y la buena salud.

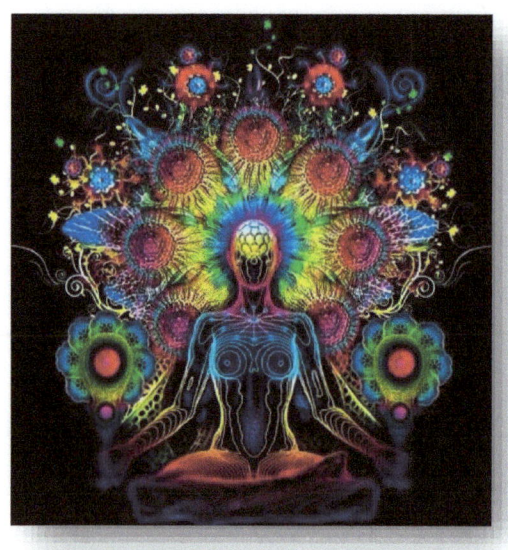

MEDITACIÓN MANTRA:

Los mantras son sonidos sagrados que repetidos generan un estado mental específico porque producen una frecuencia vibratoria en particular. Un mantra con el que puedes comenzar es "jamsa". Siéntate con la columna derecha y cierra los ojos, lleva la atención a tu respiración durante unos minutos y comienza a pensar en el mantra. Deja que llegue a tu mente, pronuncia "jam" al inhalar y "sa" al exhalar. Deja pasar las emociones y pensamientos que lleguen a ti. Si notas que tu mente se ha distraído, vuelve suavemente a repetir el mantra.

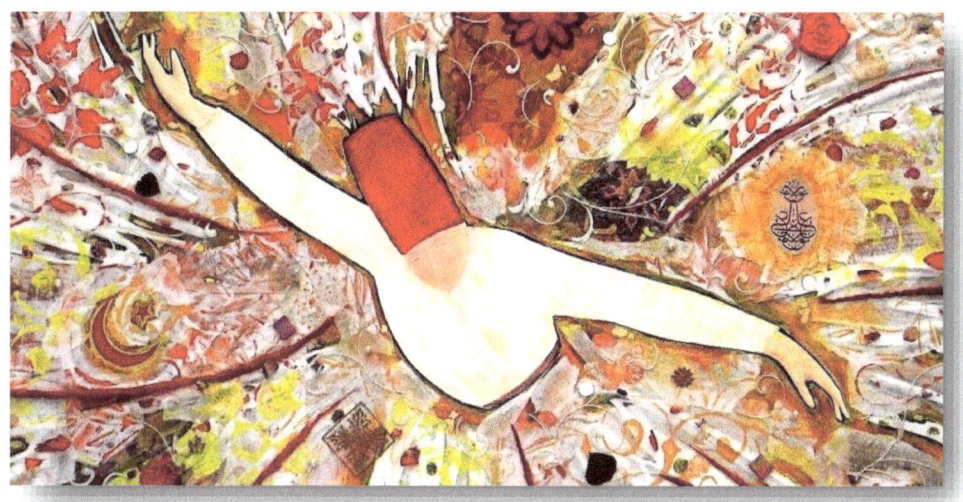

MEDITACIÓN SUFÍ:

Existen diversas meditaciones en el sufismo, donde se busca trascender el ego y unirse con el amor del Creador. Consiste en concentrarse en el sentir amor y llevan su atención al Chacra del Corazón y así lo activan. Pensar en un ser querido puede ayudar a encontrar el sentimiento. Se cree que este sentimiento predominará sobre las actividades automáticas de la mente, llevándola hacia un estado de vacío. A través de esta meditación se practica el silencio, la atención, la escucha y la paz interior.

MEDITACIÓN DZOGHEN:

En el budismo tibetano se le conoce como el "camino natural". Practicada por el Dalai Lama, esta meditación es de las más sencillas, no requiere una respiración específica, mantra o determinado nivel de concentración. Puede practicarse con los ojos abiertos o cerrados, en estado de reposo, con la columna vertebral derecha. Se cree que todo lo que tú necesitas se encuentra dentro de ti mismo. Sus premisas son "solo siéntate", "solo respira", "solo sé".

MEDITACIÓN KUNDALINI:

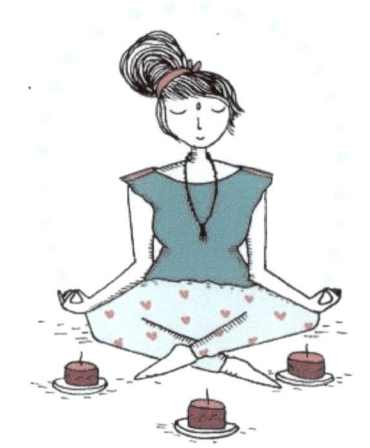

Si deseas meditar en movimiento, esta meditación te encantará. Puedes realizarla al comenzar el día para activar tus energías y al final del día para liberar tensión acumulada. Necesitarás disponer de un sitio donde no te interrumpan durante una hora y puedas moverte fácilmente, puedes utilizar música. Consta de cinco etapas. La primera dura diez minutos y consiste en inhalar y exhalar por la nariz rápidamente, logrando que el aire llene completamente los pulmones. Vuélvete a tu respiración, siente cómo tu energía comienza a crecer. La segunda etapa durante diez minutos y se basa en dejar que tu cuerpo se exprese libremente: grita, llora, salta, ríe, baila, expresa todo lo que surja. La tercera etapa dura otros diez minutos en los cuales, con los brazos en alto, debes saltar y gritar intensamente, desde tu vientre, "hu, hu, ¡hu!". Agótate. Cuando toques el piso, deja que el sonido active tu Chacra base. La cuarta etapa consiste en quince minutos, inmovilízate por completo, observa tu energía. Por último, la quinta etapa dura otros quince minutos de celebración y baile.

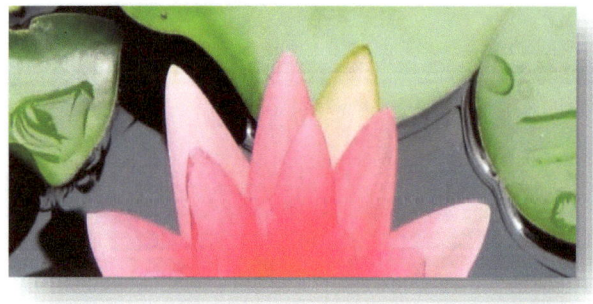

MEDITACIÓN CORAZÓN DE LOTO:

La Flor de Loto nace siempre en lugares pantanosos y fangosos y a pesar de ello emerge estilizada, impecable, bella, radiante, pura y sobre todo perfecta. Sus pétalos se encuentran contiguos entre sí, ordenados en varios niveles, de tal forma que los pétalos superiores cubren los espacios intermedios de los que están inmediatamente por debajo. Este tipo de meditación es especialmente útil para reducir el estrés, despejar la mente, y traer paz y tranquilidad en su vida.

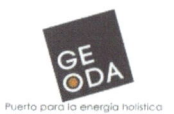

geodapr@gmail.com

MEDITACIÓN VISUALIZADA:
La visualización es una potente técnica para disminuir la activación fisiológica que se produce en los momentos de ansiedad conseguir un estado de relajación profunda. Mediante la visualización se establecen conexiones neuronales que conectan las áreas motoras y emocionales de nuestro cerebro. Es decir, la visualización permite conectar imágenes y pensamientos con estados de ánimo positivos.
Esta práctica, la cual consta de imaginar una escena agradable y generar cambios en patrones de pensamientos, fortalece el hábito y permite profundizar en los estados de relajación.

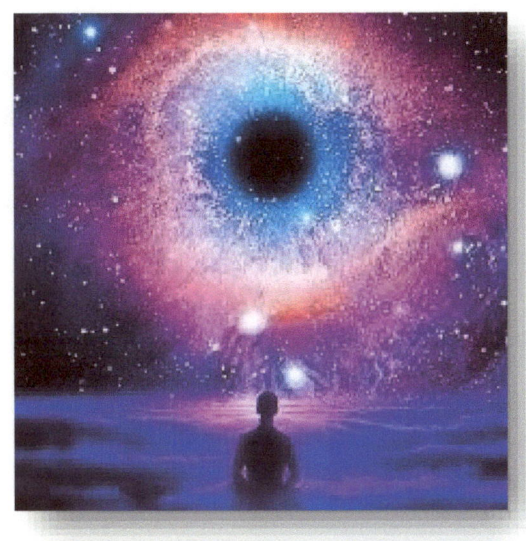

MEDITACIÓN CON MÁNDALAS:
Representa el área sagrada dentro de la que pueden surgir experiencias espirituales. La relación que se establece a través de la contemplación de la geometría del Mándala incita a un estado de meditación que ayuda a explorar los rincones de la psique. Los Mándalas se describen como diagramas del cosmos en un sentido externo y en sentido interno como guías hacia prácticas de meditación.
Para meditar con Mándalas, basta con ponerlo en frente de ti, a la altura de tus ojos, en un ambiente tranquilo, en completo silencio o con música relajante. Fija tu mirada en el centro de este, pero a la vez observando el "todo", intentando pestañear lo menos posible. Deja que tus pensamientos fluyan sin aferrarte a ellos. La persona que está meditando tiene que situarse en el centro del Mándala pensando que se relaciona integralmente con el intrincado diseño del universo.

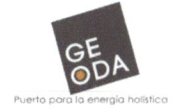

geodapr@gmail.com

Al cabo de dos o tres minutos podrás observar cómo los colores y las formas comienzan a brillar, al continuar unos minutos más, empezarás a sentir cómo la energía actúa en todo tu cuerpo, incluso alterando estados de conciencia. El tiempo para meditar con Mándalas, es relativo, los efectos terapéuticos comienzan a producirse casi inmediatamente desde que tenemos contacto visual profundo. Serían convenientes unos 15 minutos diarios, pues mientras más practicamos, mejores son los resultados.

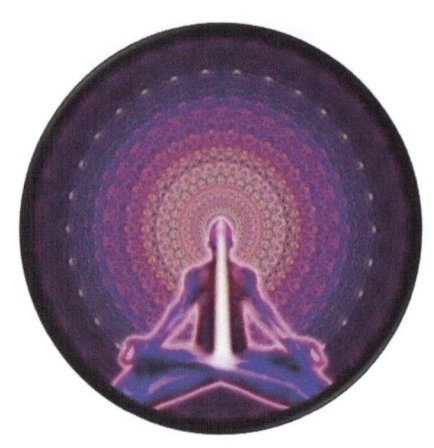

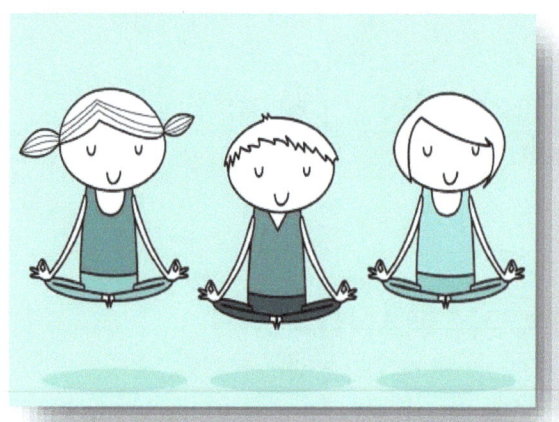

MEDITACIÓN MINDFULNESS:

Esta meditación ha tomado auge en los últimos años. Supone aceptar la vida tal y como es en el momento presente, tanto en sus alegrías como en sus dificultades y dejar de esperar o luchar para que todo sea maravilloso y por la ausencia total de sufrimiento en nuestras vidas. Esta actitud lleva a que haya menos síntomas, mayor felicidad y una sensación más profunda de conexión con el mundo y los demás, así como un mayor control de la propia mente.

Es mucho más que una técnica, es también un modo de estar en el mundo, un modo de vida y un modo de actuar y comportarse o de enfrentarse a los retos y dificultades de nuestras vidas. Es un modo de vida que implica dejar de huir del sufrimiento para aceptarlo como una parte inherente a la vida, algo que estará siempre presente, junto con la felicidad.

ANEJO 3

EJEMPLOS PRÁCTICOS DE CÓMO DARSE REIKI EN SITUACIONES COTIDIANAS

En las citas médicas, filas del banco, supermercado, transporte público...

- ➢ Abres la sesión de Reiki, basta con tener las manos en los bolsillos para aplicar Reiki al Chacra Base, mientras esperas tu turno. Posas la mano de una forma natural en el Plexo Solar. Muy útil si te agobian las aglomeraciones de gente o sufres de claustrofobia.

En reuniones de trabajo, en el salón de clases o en una orientación...

- ➢ Abres la sesión de Reiki, posas las manos en las piernas o bien las colocas sobre el Plexo Solar. Muy útil para protegerte si hay elementos conflictivos en la reunión o que son hostiles.
- ➢ Hacer una meditación abriendo una sesión de Reiki acentúa nuestra capacidad de desconectar y profundizar en ese estado de relajación que buscamos.

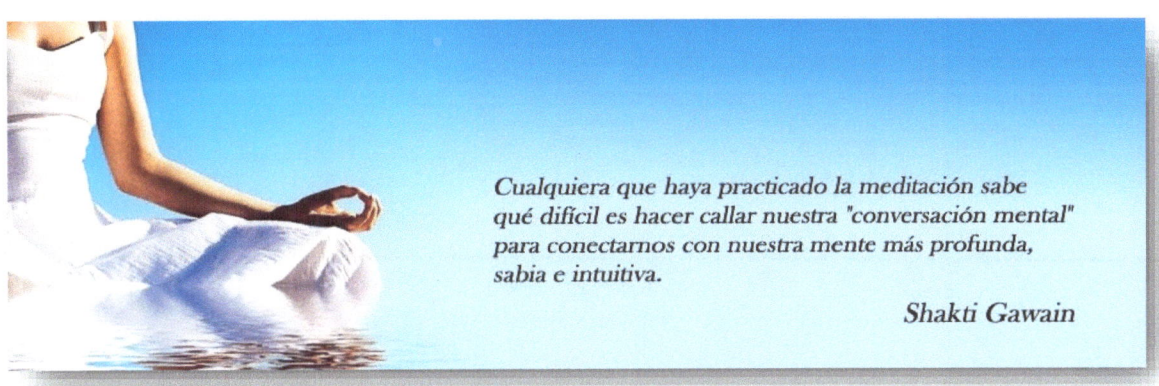

UN RAYITO DE SOL PARA TI

Aplicaciones concretas del Reiki

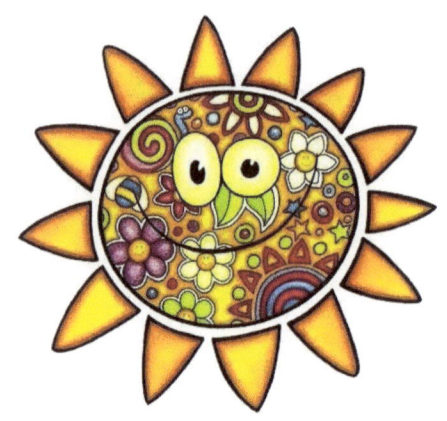

El Reiki se emplea actualmente en algunos hospitales de reconocido prestigio dónde se están realizando estudios sobre su efectividad. En Puerto Rico, Cáncer **Reiki** es un programa piloto en el hospital Alejandro Otero de Manatí.

Reiki en:

Lesiones: Para acelerar el proceso de cicatrización y para soldar lesiones óseas. Reducir la inflamación en esquinces, sanar músculos desgarrados…

Infecciones: Ayuda al cuerpo a aumentar su capacidad para luchar contra enfermedades virales, reforzando su sistema inmunológico.

Cáncer: Se ha usado con éxito en combinación con quimioterapia para ayudar al organismo a mantener la fortaleza física necesaria para los tratamientos.

Depresión: Sirve para equilibrar energéticamente y espiritualmente a las personas.

Cómo se ve un aura antes y después de recibir REIKI

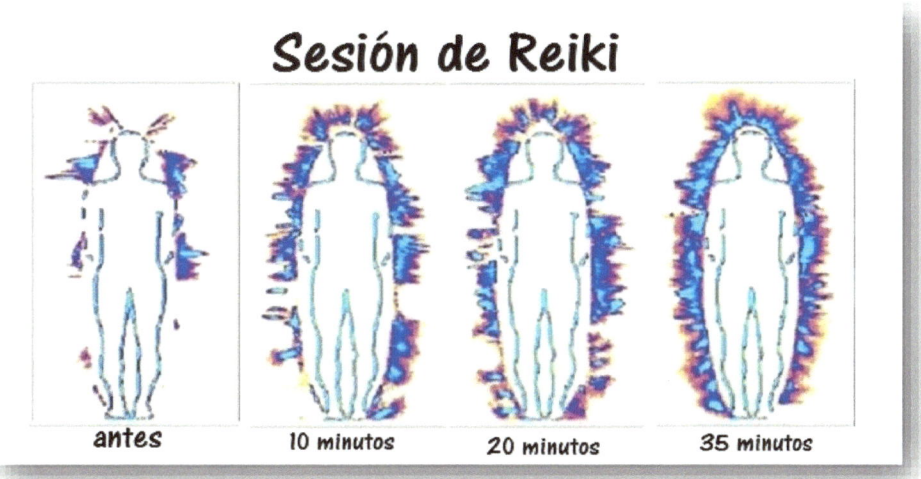

Los dedos de un Maestro Reiki antes y después de haber dado una sesión Reiki...

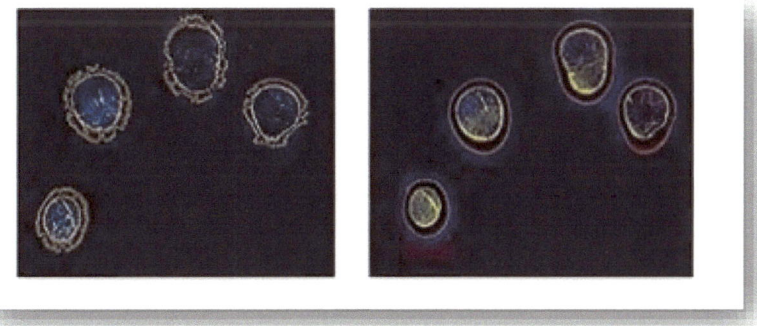

Has terminado la lectura y práctica del Módulo I
Es momento de que compruebes tus conocimientos

Nivel/Modulo I

1. C	**6.** B	**11.** C
2. B	**7.** B	**12.** C
3. C	**8.** B	**13.** B
4. B	**9.** A	**14.** C
5. C	**10.** B	**15.** C

16.
1. Solo por hoy
2. No te enfades
3. No te preocupes
4. Honra tu padre y maestros
5. Trabaja duro y horadamente
6. Se agradecido y amable con todo ser vivo

17.
1. Manos tapando los ojos o garganta, pies
2. Manos sobre abdomen o pelvis, pecho
3. Manos sobre la cabeza o nuca, rodilla
4. Manos sobre las orejas

18.
1. Mantra
2. Mándalas
3. Visualizada

19.
1. CHO-KU-REI

20.
1. Corona o tercer ojo, corazón
2. Base o sacral, plexo solar, laringe

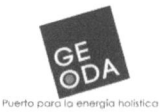

geodapr@gmail.com

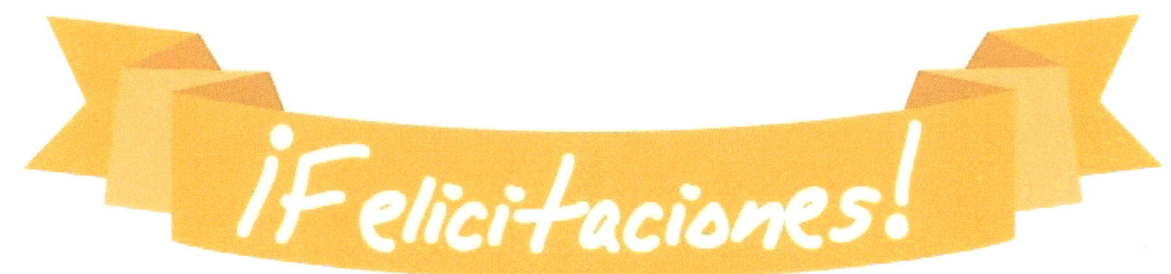

おめでとう
Omedetō

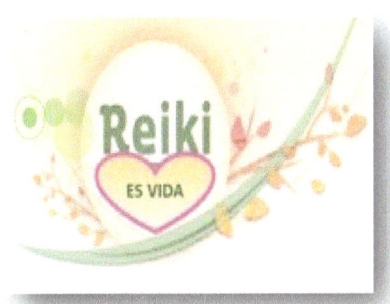

Es momento del Aquí y Ahora... el antes y el después de conocer el Reiki... Recibe Energía Universal.

Sé que fue fuerte la carga mientras recorrías el camino, pero tienes tu recompensa, luego de tanto tiempo y esfuerzo. Felicidades en tu nuevo camino. El logro que ahora tienes en tus manos es fruto de la constancia, dedicación y amor por la búsqueda de tu luz interior. Es momento de celebrar y fluir en armonía una nueva vibración hoy te abraza.

Recibirás un certificado del Nivel I de Reiki

Todos los estudiantes online deben enviar las tablas completadas a geoda@gmail.com luego recibirán a vuelta de correo su diploma de Nivel I de Reiki.

geodapr@gmail.com

Luego de completar el Nivel I, te mantendrás por 5 días meditando y dándote autotratamiento, para pasar al Nivel II de Reiki si lo deseas:

- Te mantendrás llevando a cabo autotratamientos visualizados.

    https://www.youtube.com/watch?v=dqyr3lzIqkA

- Estarás haciendo a diario una meditación diferente, tú escoges por día cual hacer:

Meditación para limpiar y sanar rencores

https://www.youtube.com/watch?v=plupvN0hCc4

Meditación para aprender a sujetarte fuerte de tus sueños y soltar los miedos

https://www.youtube.com/watch?v=ttmdO7OFEuk

Meditación para liberar cargas pesadas y preocupaciones

https://www.youtube.com/watch?v=srVghjUsbf0

Meditación Renace como el Fénix

https://www.youtube.com/watch?v=O5eUTLt0c5I

Meditación Vivimos entre ola y ola

https://www.youtube.com/watch?v=0SeBcVXqfEI

Puedes visitar nuestro Canal en YouTube: Geoda, Puerto para la Energía Holística

VIDEOS Y MEDITACIONES SUGERIDOS

Autotratamientos

AUTOTRATAMIENTO GUIADO
https://www.youtube.com/watch?v=qD6Az3wuGfM

AUTOTRATAMIENTO VISUALIZADO REIKI NIVEL I
https://www.youtube.com/watch?v=dqyr3lzIqkA

AUTOTRATAMIENTO REIKI NIVEL I PARTE FRONTAL Y POSTERIOR DEL CUERPO
https://www.youtube.com/watch?v=0u7UCX8zcx0

Videos que explican un poco la teoría:

¿Qué es Reiki?
https://www.youtube.com/watch?v=DxIqnaELvik

MEDITACION Y REIKI
https://www.youtube.com/watch?v=4rqD8En1R74

REIKI ACOMPAÑADO DE AROMATERAPIA
https://www.youtube.com/watch?v=zkiP2pybZJw

REIKI ACOMPAÑADO DE MUSICOTERAPIA
https://www.youtube.com/watch?v=ZSM01j3YhjM

CÓMO ES UNA SECCIÓN DE REIKI
https://www.youtube.com/watch?v=5qbKsPoY7LU

POSICIONES DE LAS MANOS EN UN AUTOTRATAMIENTO REIKI
https://www.youtube.com/watch?v=TJVbhM_q8_Q

REIKI ACOMPAÑADO DE GEMOTERAPIA
https://www.youtube.com/watch?v=Gpwo6xJQF-g

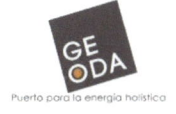

geodapr@gmail.com

REIKI ACOMPAÑADO DE MÁNDALAS
https://www.youtube.com/watch?v=iQfQ6-xoVn4

Meditaciones:

MEDITACIÓN REIKI NIVEL I
https://www.youtube.com/watch?v=dlRwV0W_9jY

MEDITACIÓN APRENDE A FLUIR PARA SER FELIZ
https://www.youtube.com/watch?v=_ScyVFYNVeM

MEDITACIÓN CON CUENCOS DE CUARZO: PURIFICO, LIMPIO E ILUMINO MI MENTE
https://www.youtube.com/watch?v=xsFgbnlnn2A

MEDITACION LIMPIO, PURIFICO E ILUMINO MI MENTE
https://www.youtube.com/watch?v=IbBc38SDSPc

MEDITACIÓN CENTRANDO NUESTRAS RAÍCES
https://www.youtube.com/watch?v=QuNHktgsG2U

MEDITACIÓN PARA LIMPIAR Y SANAR RENCORES
https://www.youtube.com/watch?v=plupvN0hCc4

MEDITACION PARA LIBERAR CARGAS PESADAS Y PREOCUPACIONES
https://www.youtube.com/watch?v=srVghjUsbf0

MEDITACIÓN RENACE COMO EL FENIX
https://www.youtube.com/watch?v=O5eUTLt0c5I

MEDITACIÓN PARA APRENDER A SUJETARTE FUERTE DE TUS SUEÑOS Y SOLTAR LOS MIEDOS
https://www.youtube.com/watch?v=ttmdO7OFEuk

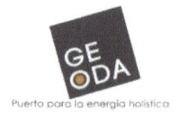

geodapr@gmail.com

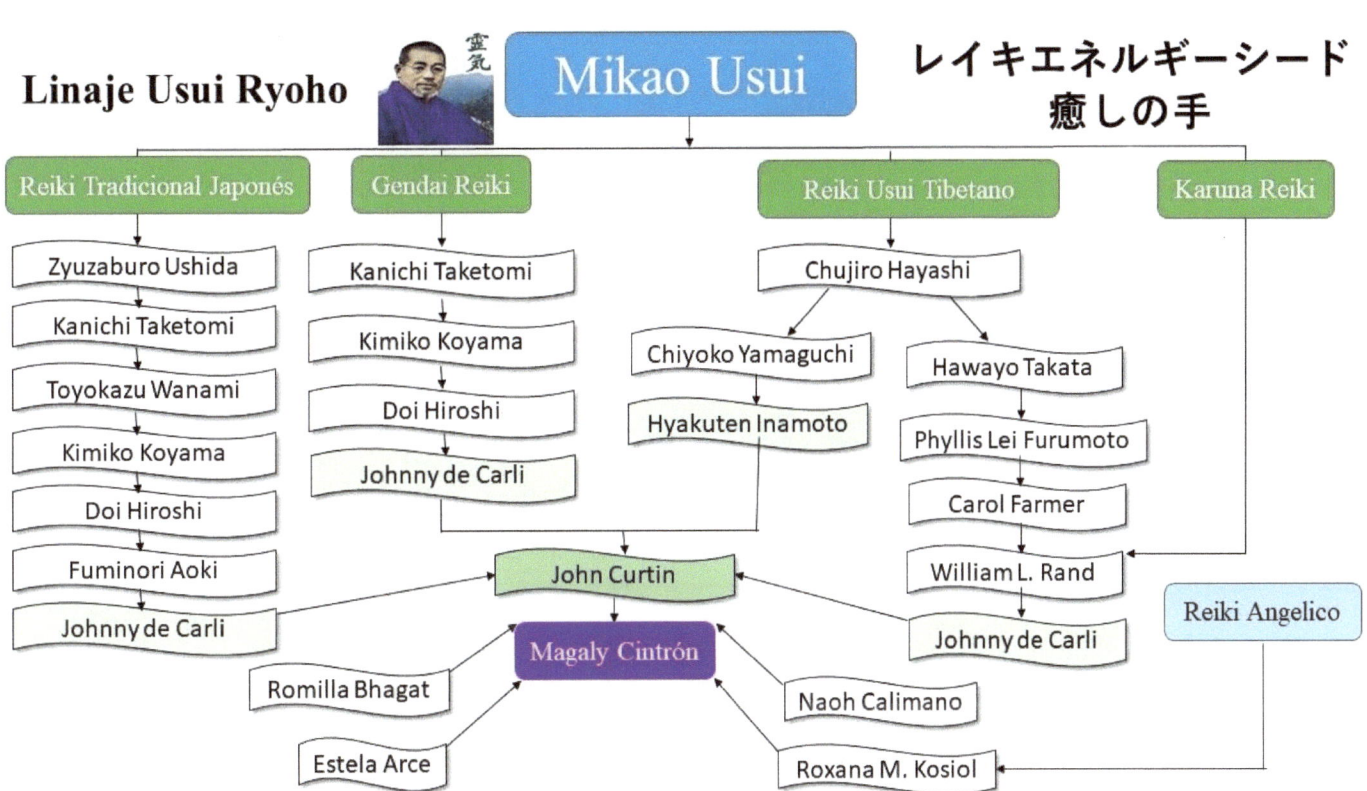

Reiki...

Energía, Luz, Meditación, Armonía, Paz, Empatía, Amor, Bondad, Aquí y Ahora, Yo Soy, Ser Superior, Chacras, Madre Tierra, Universo...

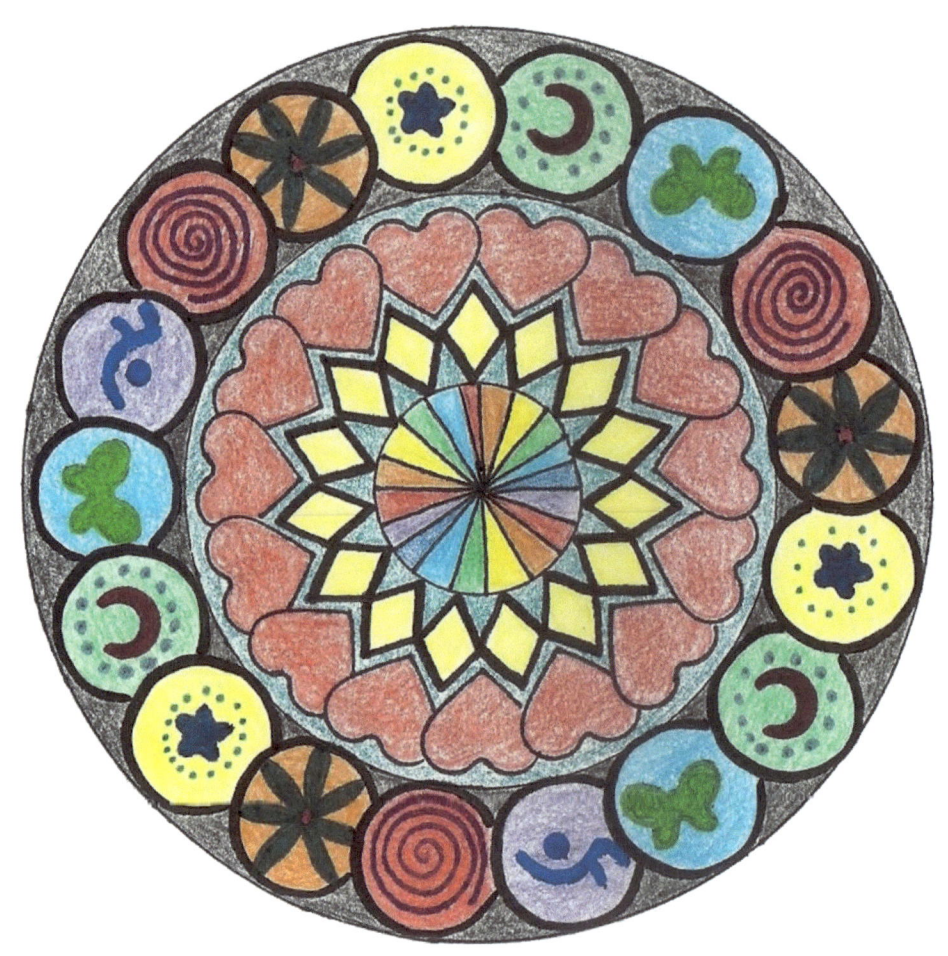

geodapr@gmail.com

geodapr@gmail.com

www.ingramcontent.com/pod-product-compliance
Lightning Source LLC
Chambersburg PA
CBHW051155220526
45473CB00003B/777